CÓMO ANIQUILAR LA ADICCIÓN AL PORNO

Pasos muy Sencillos para Eliminar por Completo la Adicción a la Pornografía y Mejorar tu Vida

NATHAN FISCHER

© Copyright 2021 – Nathan Fischer - Todos los derechos reservados.

Este documento está orientado a proporcionar información exacta y confiable con respecto al tema tratado. La publicación se vende con la idea de que el editor no tiene la obligación de prestar servicios oficialmente autorizados o de otro modo calificados. Si es necesario un consejo legal o profesional, se debe consultar con un individuo practicado en la profesión.

- Tomado de una Declaración de Principios que fue aceptada y aprobada por unanimidad por un Comité del Colegio de Abogados de Estados Unidos y un Comité de Editores y Asociaciones.

De ninguna manera es legal reproducir, duplicar o transmitir cualquier parte de este documento en forma electrónica o impresa.

La grabación de esta publicación está estrictamente prohibida y no se permite el almacenamiento de este documento a menos que cuente con el permiso por escrito del editor. Todos los derechos reservados.

La información provista en este documento es considerada veraz y coherente, en el sentido de que cualquier responsabilidad, en términos de falta de atención o de otro tipo, por el uso o abuso de cualquier política, proceso o dirección contenida en el mismo, es responsabilidad absoluta y exclusiva del lector receptor. Bajo ninguna circunstancia se responsabilizará legalmente al editor por cualquier reparación, daño o pérdida monetaria como consecuencia de la información contenida en este documento, ya sea directa o indirectamente.

Los autores respectivos poseen todos los derechos de autor que no pertenecen al editor.

La información contenida en este documento se ofrece únicamente con fines informativos, y es universal como tal. La presentación de la información se realiza sin contrato y sin ningún tipo de garantía endosada.

El uso de marcas comerciales en este documento carece de consentimiento, y la publicación de la marca comercial no tiene ni el permiso ni el respaldo del propietario de la misma.

Todas las marcas comerciales dentro de este libro se usan solo para fines de aclaración y pertenecen a sus propietarios, quienes no están relacionados con este documento.

Índice

Introducción	vii
1. ¿Por qué la adicción a la pornografía y la masturbación es más común en la actualidad?	1
2. Signos y síntomas de la adicción a la pornografía	11
3. Signos y síntomas de adicción a la masturbación	31
4. Magnitud del problema	41
5. Los 'Personajes'	51
6. ¿Por qué lo hago? ¿Qué gano yo? - Descubriendo las razones obvias y desconocidas	55
7. El factor justificación - Descubriendo por qué mi subconsciente me dice que está bien cuando mi conciencia, mi sentido común me dice que no lo está	63
8. Introducción temprana a creencias que me tuvieron cautivo, creencias erróneas que apoyaron mi adicción	69
9. Hablemos de consecuencias - entrenar al cerebro para que piense "consecuencias primero" es clave para liberarse	79
10. Fusiones mentales: qué son y cómo funcionan en mi contra ... y cómo pueden funcionar para mí	91
11. Desencadenantes y la pendiente resbaladiza	99
12. Se necesita fuerza de voluntad, pero no es suficiente en sí misma	113
13. La sociedad ya no proporciona la barrera invisible	123

14. El camino hacia la libertad personal 133
15. Una estrategia para avanzar hacia la libertad 145

   Conclusión 165

Introducción

La historia demuestra que lo que a veces se considera leve y controlable, puede convertirse en un problema social de proporciones significativas. Desde la explosión de Internet, el uso y la adicción a la pornografía ha aumentado exponencialmente. Los efectos de esto solo ahora son cada vez más evidentes. Para aquellos que se encuentran adictos a este medio de entretenimiento, este libro les dará esperanza, ya que no solo comprende la adicción a la pornografía, sino que también aprende estrategias de empoderamiento para desafiarla y superarla de manera permanente.

Un ejemplo del impacto perturbador de la pornografía en Internet se mostró cuando se entrevistaron a 700 menores de edad para un estudio en territorio británico realizado por una sociedad dedicada a prevenir y atender situaciones de consecuencias negativas en la población más joven. Encontraron que el 12% de los encuestados admitió haber hecho un video explícito. Casi uno de cada 10 (9%) también dijo

Introducción

que le preocupaba haberse vuelto adicto a la pornografía. Otro de cada cinco niños (18%) dijo que había visto imágenes pornográficas que los habían conmocionado o molestado.

Este libro es fácil de leer, al mismo tiempo que sigue la historia de varios hombres en su viaje hacia la liberación de la adicción a la pornografía. La historia de cada hombre ilustra, enseña y brinda esperanza y ayuda a quienes enfrentan una adicción similar. También informará y ayudará a aquellos que buscan ayudar a alguien que está tratando de liberarse de esta adicción.

Después de muchos años trabajando como pastor, ahora trabajo como terapeuta / entrenador pastoral, ayudando a hombres de varias edades a luchar contra esta adicción que destruye las relaciones. Escribe con sabiduría, perspicacia y la pasión de quien quiere impartir comprensión que empoderará tanto el cambio como la libertad.

Seguir una cierta cantidad de "pasos hacia la libertad" suena como una gran solución para cualquier adicto. Sin embargo, hasta que una persona comprenda las formas en que su mente no sólo justifica, sino que también respalda su hábito, esos pasos solo se burlan de ellos.

Este es un libro para aquellos que quieren entender por qué esta adicción los mantiene cautivos (u otros) y cómo encontrar una salida. Es un libro que le dará esperanza, ya que no solo comprende la adicción a la pornografía, sino que también aprende estrategias de empoderamiento para desafiar y superar las mentalidades que la respaldan.

En este libro se introduce el término vinculación neuronal. Se explicará e ilustrará el vínculo neuronal establecido como el ancla principal de esta adicción en la vida de las personas. Luego pasaremos a mostrar cómo cambiar la vinculación neuronal, no solo usar "esforzarse más", es la clave del éxito para romper esta esclavitud.

Este no es un libro sobre moralidad, sino sobre libertad personal y sanación de relaciones. No es un libro para aquellos (y asumimos su pareja) que están de acuerdo con tener un hábito o adicción a la pornografía viva y coleando en su vida. Es un libro para los que quieren una salida.

1

¿Por qué la adicción a la pornografía y la masturbación es más común en la actualidad?

La masturbación ciertamente no es nada nuevo, y la pornografía ha existido mucho más tiempo de lo que imagina. Como ocurre con muchas otras cosas en la vida, existe la posibilidad de que se conviertan en un problema.

Esto es más cierto hoy que nunca en el pasado, y eso podría dejarlo rascándose la cabeza. ¿Qué hay en el mundo de hoy que hace que este sea un problema mayor?

Bueno, no es porque el mundo sea un lugar peor que en el pasado. Las personas son esencialmente iguales en su esencia. Siempre hubo algún segmento de la población que se enganchó a estos comportamientos. Sin embargo, algunas cosas han cambiado en el mundo.

. . .

Es decir, hay un acceso más fácil a la pornografía e Internet ha facilitado que las personas aprendan sobre estas adicciones.

Cuando haces la pregunta de por qué la adicción a la pornografía y la masturbación parecen más comunes hoy en día, la respuesta se vuelve obvia.

La tecnología proporciona fácil acceso

A menudo, la respuesta más simple es la respuesta correcta. Y en este caso, tiene que ver con la tecnología.

Hoy en día, es más fácil que nunca acceder a la pornografía de forma anónima y, a menudo, con un costo mínimo o nulo más que el precio de una conexión a Internet.

A mediados de los 90, cuando más y más personas comenzaron a tener conexiones a Internet en sus hogares, descubrieron que algunos de los primeros sitios que tuvieron éxito fueron los dedicados a la pornografía.

La gente ya no tenía que pedir subrepticiamente revistas y videos por correo, y no tenían que esperar que alguien no los viera entrar en una tienda de pornografía. Cuando Internet se volvió accesible a través de teléfonos, proporcionó aún más facilidades para acceder sin importar dónde se encuentre una persona. Durante estos años, los tipos de pornografía que estaban disponibles comenzaron a cambiar, ya que no era tan simple como un video erótico de dos personas teniendo sexo. En cambio, hubo menos énfasis en el romance y más enfoque en varios fetiches, partes del cuerpo y actos tabú. Si bien muchos hombres pueden comenzar con lo que algunos denominan "pornografía normal", a menudo descubren que, con el tiempo, ya no los satisface. Buscan cada vez más comportamientos desviados, algunos de los cuales pueden no solo ser ilegales, sino también inmorales.

El volumen de pornografía en línea creció rápidamente y sigue creciendo, alimentando una necesidad insaciable de quienes se han vuelto dependientes de ella. Como aprenderá en este libro, la compulsión de ver pornografía y pasar tiempo masturbándose puede tener consecuencias graves en la vida real. Personas que son Los adictos a la pornografía a menudo tienen una visión distorsionada de cómo se supone que es una relación real. Puede dificultar el desarrollo de relaciones normales y de calidad con las personas. Incluso puede destrozar familias.

Más fácil de ocultar

. . .

La tecnología también facilita que los adictos oculten sus comportamientos. No tienen que tener un alijo secreto de videos o revistas guardados en algún lugar. En cambio, tienen todo lo que necesitan en sus teléfonos y computadoras, oculto para que otros no puedan encontrarlo.

Por supuesto, cuando las personas comienzan a ocultar cosas a sus seres queridos, puede causar problemas.

Incluso podría hacer que una persona comience a sentir que no le gusta a sí misma, sintiendo que no tiene control sobre sus acciones. Cuando las personas tienen que llevar una vida de secretos y deshonestidad, pueden sentirse aisladas y volverse irritables. Algunos llegan al punto en que no pueden dormir sin masturbarse. En casos graves, puede provocar infidelidad y una serie de otros problemas.

La facilidad de acceso y uso hace que la pornografía sea peligrosa y está estrechamente relacionada con la masturbación compulsiva, que puede causar muchos otros problemas.

La tecnología lo pone todo al alcance de la mano. Está disponible las 24 horas todos los días del año.

¿Qué más podría causar este tipo de adicción?

Además de la facilidad de acceso a la pornografía, otros factores potenciales podrían influir. Es importante tener en cuenta esto también, y no solo asumir que es porque alguien tiene fácil acceso y está aburrido.

Algunos de los principales ejemplos incluyen:

- Salud mental subyacente
- Condiciones
- Normas culturales insalubres
- Problemas de relación con cuestiones biológicas

Salud mental subyacente

Condiciones

A veces, una persona puede tener ciertas condiciones de salud mental, como una gran cantidad de estrés psicológico por algo que sucedió en su vida. Es posible que hayan recurrido a la pornografía como un escape de este estrés, y ahora se ha convertido en una muleta que continúan usando.

Normas culturales insalubres

A veces, la sociedad y la cultura pueden empujar a los hombres hacia la pornografía. Es posible que tengan ciertas ideas sobre cómo debe verse y comportarse una persona durante las relaciones sexuales. Es posible que otros les hayan impuesto ideas sobre cómo debería ser el sexo y los tipos de sexo que alguien debería disfrutar.

Este condicionamiento podría hacer que la única forma en que puedan encontrar lo que creen y se les haya dicho que necesitan sea a través de la pornografía.

Problemas biológicos

También hay casos de factores biológicos que pueden hacer que la pornografía o la masturbación se vuelvan adictivas. Podría haber cambios en la química cerebral de una persona cuando ve pornografía, se masturba o incluso piensa en pornografía o masturbación que podrían aumentar el riesgo de adicción.

Estos pensamientos liberan sentimientos de placer y anticipación en la persona, y alguien podría volverse adicto a esos sentimientos, que son causados por una avalancha de sustancias químicas. En este aspecto, la adicción conductual a la pornografía y la masturbación parece muy cercana a la adicción física y psicológica de algunas drogas.

Problemas de pareja

A veces, las personas sufren problemas en sus relaciones por una razón u otra. Pueden enfadarse o sentirse insatisfechos con su pareja, lo que puede generar frustración sexual. Esto, a su vez, podría llevar a que alguien mire pornografía y luego se vuelva dependiente de ella. Naturalmente, esto se conecta estrechamente con la masturbación.

Estas cosas pueden convertirse en sustitutos de las relaciones reales.
  Si ya existe una relación que ha estado en problemas por una razón u otra, la nueva adicción solo empeorará las cosas.

¿Qué se puede hacer?

Por supuesto, no podemos simplemente deshacernos de la tecnología. Dependemos demasiado de él para el trabajo, la comunicación y otros tipos de entretenimiento. Intentar volver al pasado en una época anterior a Internet es imposible. Incluso si pudiéramos revertir el tiempo mágicamente, o si pudiéramos eliminar mágicamente Internet, no deberíamos. No sería justo para la gran mayoría de personas que no tienen estos problemas.

Las personas que sufren de estos comportamientos compulsivos también encontrarán una manera de "obtener su dosis".

Sin embargo, tampoco podemos ignorar el problema.

Por eso estás leyendo este libro. Quiere saber más sobre estos comportamientos, junto con las opciones disponibles para el tratamiento.
Quieres saber las cosas que puedes hacer para cambiar tus circunstancias y lidiar mejor con tu adicción, o la adicción de alguien que amas.

Es posible obtener ayuda

Sin duda, los que se sienten obligados ver pornografía y masturbarse necesita encontrar una manera de controlar su problema. No siempre es un camino fácil, especialmente cuando la adición se ha apoderado de la mente de una persona. Puede ser una lucha, pero es algo que puedes manejar.

A lo largo del libro que sigue, veremos algunos de los principales problemas con este tipo de comportamientos compulsivos, junto con las formas en que puede superar la adicción, así como los beneficios del celibato y abstenerse de la masturbación.

2

Signos y síntomas de la adicción a la pornografía

Es importante comprender los signos y síntomas de la adicción a la pornografía y la adicción a la masturbación.

Naturalmente, existen similitudes, ya que estas dos adicciones a menudo están muy relacionadas. Donde encuentre uno, generalmente encontrará el otro no muy atrás.

Curiosamente, la adicción podría comenzar con cualquiera. Alguien podría "descubrir" la masturbación en un momento de su vida antes de haber visto pornografía real. Luego, pueden buscar imágenes y videos que les ayuden a facilitar las fantasías que tienen en mente.

Otras veces, alguien puede descubrir qué ver ciertas imágenes, como fotos de bikini en línea, lo hace sentir de cierta manera, por lo que comienza a buscar imágenes cada vez más hardcore, lo que luego conduce a la masturbación.

Independientemente de lo que ocurra primero, tienden a terminar juntos. Esto significa que a menudo encontrará una combinación de signos y síntomas de este comportamiento en la mayoría de los hombres que tienen estas compulsiones.

Entonces, aunque hay algunas similitudes, también hay algunas diferencias, querrá saber si está preocupado por un ser querido o cree que ha comenzado a exhibir estos rasgos. Comprender ambos puede ayudar a que sea más claro saber cuándo se tiene un problema real.

¿Qué son la adicción a la pornografía y la masturbación?

Ya sea que esté mirando constantemente pornografía en línea y / o masturbándose de manera excesiva y compulsiva, existe un problema.

Cualquier tipo de comportamiento compulsivo puede causar problemas con la familia, los amigos, el trabajo, las relaciones y muchos otros aspectos de la vida de una persona. Estos problemas pueden crecer y convertirse eventualmente en lágrimas y rupturas en las relaciones que serán difíciles, y tal vez incluso imposibles, de curar.

En este capítulo, queríamos presentarle algunos de los signos y síntomas más comunes asociados con alguien que es adicto a la pornografía. En el siguiente capítulo, analizaremos más de cerca los signos y síntomas de la adicción a la masturbación.

Aunque estos comportamientos a menudo están relacionados, no siempre es así. Si bien existe cierta superposición en estos signos / síntomas, los hemos presentado por separado, por lo que comprenderá mejor cada uno.

Lo que dice la investigación

Se realizó un estudio de hombres en 2017 que buscaban tratamiento por uso problemático de pornografía.

Los investigadores encontraron que había cambios en el cerebro de estos hombres que eran consistentes con los que se encontrarán en personas con otros tipos de adicción. Los investigadores también encontraron que los cerebros de los hombres con PPU reaccionaban de manera diferente a las imágenes eróticas o la anticipación de ellas que los hombres sin un uso problemático de pornografía.

Otro estudio, este de 2013, encontró que el uso de pornografía por parte de los hombres a menudo se debía a una menor satisfacción sexual en la relación. Curiosamente, el estudio encontró que el uso de pornografía por parte de mujeres indicaba una mayor satisfacción sexual.

Naturalmente, los estudios y las investigaciones no siempre estarán de acuerdo con los hallazgos anteriores. Sin embargo, en lo que la mayoría puede estar de acuerdo es en que estos comportamientos compulsivos pueden causar una gran cantidad de problemas.

¿Cuándo comienza la adicción?

No hay una edad establecida en la que comenzará la adicción a la pornografía o la masturbación.

Le puede pasar a alguien que todavía es un adolescente, o le puede pasar a alguien de 20, 30 años o más. Por lo general, se asocia con hombres más jóvenes porque es cuando comienzan a lidiar con las hormonas.

. . .

La adolescencia es cuando los comportamientos inapropiados a menudo pueden arraigar. Es también un tiempo formativo para que aprendan cómo son y cómo son las relaciones.

La pornografía que representa violencia u otros tipos de comportamiento peligroso puede causar un daño grave a la psique del hombre y puede hacer que crean que esto es lo que les gusta y que es lo normal en las relaciones sexuales.

Tenga en cuenta que la pornografía puede cambiar la forma en que las personas piensan sobre el sexo y las relaciones normales sin importar la edad del adicto.

Signos de adicción a la pornografía y síntomas

La pornografía es una de las adicciones más denunciadas.

La gente se siente obligada a mirar suben, ven o leen material pornográfico, y luego descubren que no pueden detenerse, incluso si se dicen a sí mismos que ya no quieren ver pornografía.

. . .

Si le preocupa que usted o alguien que conoce pueda ser adicto a la pornografía, observe las siguientes señales.

Curiosamente, encontrará que algunos de los signos parecen entrar en conflicto entre sí o que no están todos presentes.

Al igual que con los signos de cualquier adicción, esto es normal. Hay varias razones para esto. Diferentes personas pueden tener diferentes síntomas. Otras veces, los síntomas pueden ser progresivos.

Señal 1: no puede parar

Si no está seguro de si es adicto a la pornografía, esta es una buena manera de saberlo. Si no puedes pasar un día, unos días o una semana sin pensar en la pornografía y sin mirar ningún tipo de material erótico, es posible que seas adicto.

Tómate un momento para considerar cómo te sientes cuando no tienes pornografía.

- ¿Se siente ansioso y preocupado?
- ¿Sientes que no estarás
- ¿Puede dormir o pasar el día sin él?
- ¿Cuánto tiempo puedes aguantar sin pornografía?

- ¿Cuánto tiempo puedes aguantar sin pensar en la pornografía?
- Incluso si logras aguantar al mirar pornografía, ¿se siente como si estuviera pasando por un síndrome de abstinencia mental?
- ¿Cuánto piensas en ello cuando no lo estás mirando?

Dependiendo de cómo responda a esas preguntas, será bastante obvio si tiene una adicción a la pornografía o no. Para algunas personas, los pensamientos sobre la pornografía los consumen y no pueden detenerse.

Sin embargo, algunas personas descubren que su adicción no es tan evidente. Es posible que puedan hacerlo durante unos días, unas semanas o incluso más sin la necesidad de mirar pornografía. Sin embargo, siempre hay esa sensación en el fondo de la mente de que le gustaría pasar un tiempo a solas con porno.

Con el tiempo, este sentimiento suele crecer hasta que no puede controlarlo. Una vez que saques tu adicción, es posible que puedas durar unos días, semanas o más antes de volver a caer. En este aspecto, no es muy diferente de un alcohólico que a veces se cae del vagón.

Señal 2: deseo y su escalada

. . .

Una de las cosas que tienden a ser verdad acerca de los adictos de cualquier tipo es que un poco nunca va a durar y no será suficiente. Veamos un ejemplo del mundo real de un hombre al que llamaremos Bruno en aras del anonimato.

Escalada de Bruno

Bruno comenzó de manera relativamente inocente cuando tropezó con una vieja revista de pornografía en una caja de revistas que compró en una venta de garaje.

Decidió quedarse con la revista y la hojeaba de vez en cuando, a menudo después de que él y su esposa discutieron.

Al poco tiempo, la revista no era suficiente para él, por lo que comenzó a buscar en línea en diferentes sitios que ofrecían pornografía.

Al principio, solo miraba lo que consideraba pornografía "normal". Sin embargo, comenzó a notar las otras ofertas en el sitio. Había videos hechos para una gran cantidad de fetiches y deseos desviados, cosas que ni siquiera sabía que existían, y eso estaba en la cúspide de la inmoralidad y la depravación.

. . .

Puso un dedo en estas aguas y encontró una gran cantidad de opciones porno que comenzaron a consumir más de su tiempo. Descubrió que ahora estaba comenzando a discutir con su esposa para pasar más tiempo a solas. Se estaba adentrando más en el abismo de la pornografía, pero los antojos continuaron hasta que se perdió de verdad.

Esto le sucede a mucha gente; historias como la de Bruno no están aisladas.

Ocurren con alarmante regularidad. Alguien puede mirar algunas fotos simples de desnudos que luego comienzan a desbloquear otros deseos y antojos en ellos.

Quieren más y necesitan aumentar no solo la cantidad, sino también el nivel de pornografía para obtener el mismo nivel de satisfacción que alguna vez obtuvieron con una simple foto desnuda.

Esto puede llevar a que las personas busquen activamente varios tipos de pornografía que se considerarían desviados y, en algunos casos, incluso ilegales. La búsqueda de pornografía ilegal no ocurre con todos los hombres, por supuesto, pero el peligro ciertamente está ahí.

Señal 3: tiempo perdido

· · ·

¿Cuánto tiempo pasa la gente mirando pornografía?

Bueno, esto es algo que va a variar según la persona, claro está. Sin embargo, también puede variar en función de cuán enganchados a la pornografía se hayan vuelto.

Tómate un momento para pensar en cuánto tiempo pasas navegando por Internet normalmente.

Probablemente pase bastante tiempo en los sitios de redes sociales, investigando cosas sobre las que desea saber más y viendo programas de televisión y películas durante su tiempo en la web.

Puede que te propongas dedicar sólo unos minutos a investigar algunos hechos interesantes, pero luego caes en la madriguera del conejo y buscas otros hechos tangenciales. Antes de que te des cuenta, ha pasado una hora o más.

Lo mismo ocurre con quienes ven pornografía. No siempre se dan cuenta de cuánto tiempo están gastando en esos sitios. Muchas veces, comenzarán a ver un video, incluso uno de sus favoritos, solo para darse cuenta de que realmente no "lo hace por ellos" como solía hacerlo.

. . .

Esto los lleva a buscar otros vídeos similares, pero que tengan diferentes actrices o que sean un poco más hardcore. Esto lleva tiempo, y antes de que se den cuenta, han pasado 40 minutos o una hora.

Para aquellos que están realmente enganchados a la pornografía, estos momentos perdidos se sienten como un abrir y cerrar de ojos.

No todos los que administran mal el tiempo son adictos a la pornografía

Si conoces a alguien que está constantemente llegando tarde a las reuniones, que se queda en su habitación todo el tiempo, que no entrega las tareas a tiempo y que dice que constantemente pierde la noción del tiempo, eso no significa que sea un adicto a la pornografía. Ni siquiera significa que estén viendo pornografía, por lo que no querrás empezar a acusar a alguien. ¡Podría significar que necesitan realizar un mejor seguimiento de su tiempo!

Sin embargo, podría ser uno de los signos cuando se combina con otros signos en este. lista, y podría ser algo a tener en cuenta, especialmente si su pareja pasa tiempo solo y no se da cuenta de cuánto tiempo ha pasado.

. . .

Señal 4: pierde interés en las relaciones sexuales

Curiosamente, si bien podría imaginarse que las personas son adictas a la pornografía y la masturbación nunca perderían el interés en el sexo, a menudo ocurre lo contrario. Sin embargo, al principio, el impulso sexual de una persona puede aumentar cuando mira pornografía. Es posible que vean la pornografía y luego quieran tener relaciones sexuales con su pareja, por ejemplo.

Sin embargo, con el tiempo, algunos hombres prefieren pasar tiempo viendo pornografía en línea y masturbándose que teniendo sexo con su pareja. Encuentran que su pornografía es más satisfactoria, al menos en su propia mente cuando están sumidos en la adicción.

Naturalmente, esto hace que la pareja se cuestione a sí misma. Se preocupan por su capacidad para satisfacer a su pareja y ser atractivo. Puede causar rupturas entre parejas incluso si la pareja no es consciente de la adicción a la pornografía.

También podría llevar a la creencia de que la pareja está siendo engañada. Esto sucedió con un hombre llamado Rafael, cuya pareja Clara pensó que estaba teniendo una aventura. A pesar de que no había otra mujer involucrada, Clara todavía sentía como si la estuvieran engañando ya que Rafael pasaba tanto tiempo mirando pornografía.

Señal 5: más exigente sexualmente hablando

Verá que esto parece entrar en conflicto con el signo anterior. Algunos hombres creen que el porno es lo que es en el mundo real, o al menos llegan al punto en el que quieren que se convierta en realidad. Esperan que sus parejas realicen actos que han estado viendo. Esto podría incluir actos degradantes o cosas que la pareja simplemente no quiere hacer.

Las exigencias sexuales pueden poner a la pareja en una situación precaria. Quieren hacer feliz a su novio o esposo, pero no quieren hacer nada que los degrade o que los haga sentir incómodos.

Exigir este tipo de exigencias a alguien es terrible para cualquier relación y no es saludable. Intentar coaccionar o forzar a alguien a realizar actos que no quiere hacer es horrible y depende de.

. . .

Dadas las circunstancias, esto podría considerarse agresión sexual.

Cuando la pareja no quiere hacer las cosas que su esposo o novio quiere, esto a menudo provoca discusiones y el hombre se pone de mal humor.

Terminan viendo más pornografía para dejar salir lo que perciben como sus frustraciones sexuales. A menudo, los hombres culpan a sus parejas por esto en lugar de verse a sí mismos como el problema.

Señal 6: atracción perdida

A veces, un adicto a la pornografía solo se sentirá atraído por las mujeres y las situaciones que ven en su pornografía. No encuentran a su cónyuge, novia o alguna otra mujer que se considere atractiva en el mundo real.

Su visión de las personas comienza a cambiar y descubren que no pueden excitarse a menos que estén mirando pornografía o pensando en ella.

. . .

Como puedes imaginar, hace que su pareja se sienta fatal.

La otra parte de la relación puede creer que de alguna manera han hecho algo mal y que es su culpa. Esto, junto con algunos de los otros signos y síntomas mencionados en esta lista, romperá las relaciones.

Señal 7: dinero desperdiciado

Es posible encontrar algo de pornografía en línea de forma gratuita y, a menudo, esa es la razón por la que tanta gente comienza a ver pornografía. Hay muchos sitios que le darán una "prueba" gratuita, a menudo con videos truncados o una selección limitada.

Es suficiente para que la gente comience, pero como hemos mencionado, la mayoría de la gente comenzará a desear más. Es posible que las cosas gratis ya no funcionen, y ahí es cuando empiezan a pagar por el acceso a determinados sitios. El costo puede ser solo de unos pocos dólares al mes, pero en poco tiempo, es posible que tenga varios de estos sitios por los que esté pagando. Los costos pueden comenzar a aumentar rápidamente.

. . .

Un hombre, al que llamaremos Alfonso, comenzó a buscar en varios sitios de pornografía gratuitos, pero pronto descubrió que había ciertos fetiches que le gustaban, junto con ciertas actrices de las que quería ver más.

Pronto estaba gastando una fuerte suma de dinero al mes en estos sitios y descuidando otros gastos para su esposa e hijo.

Un gasto oculto

Hay otro gasto oculto potencial que podrías encontrarte pagando. Aunque es posible que no contraiga una enfermedad de transmisión sexual al mirar pornografía o masturbarse, aún podría contraer un virus en su computadora o teléfono. Estos virus pueden apuntar a su información personal, incluidos números de cuenta, números de tarjetas de crédito, etc. También tendrá que pagarle a alguien o comprar un software que elimine el virus.

Algunas personas tienen tanto miedo de que un técnico informático descubra su adicción a la pornografía que simplemente se deshacen de su teléfono o computadora y compran una nueva. Eso es un gasto aún mayor. Como puede ver, podría estar pagando por pornografía de más de una forma.

. . .

Señal 8: sentimientos de distracción

La pornografía a veces puede invadir tus pensamientos en el peor momento posible. Podrías estar sentado en casa viendo televisión con tu esposa y un escenario que se desarrolla en tu comedia de situación favorita te recuerda una escena sucia que miraste hace una semana.

Tu mente es transportada de regreso a esa escena porno, y eso es lo único en lo que puedes concentrarte.

Quizás estás en el trabajo y tienes problemas para hacer algo porque lo único en lo que puedes pensar es en una escena que viste la noche anterior. Pensar en estas escenas y actos se vuelve una distracción sin importar dónde se encuentre. Puede llegar al punto en el que empiezas a sentirte ansioso e incluso nervioso hasta que encuentras algún tipo de liberación.

Esto puede dificultar la concentración sobre cualquier cosa.

Estos sentimientos de distracción suelen aparecer y desaparecer, pero tienden a empeorar con el tiempo si no se hace nada al respecto.

. . .

Señal 9: sentimientos de ira

La adicción a la pornografía también puede provocar sentimientos de ira. Esta ira generalmente se debe al hecho de que los adictos a la pornografía generalmente mienten sobre sus problemas.

Cuando sus seres queridos les preguntan a dónde va el dinero o por qué están gastando tanto tiempo a solas en el garaje o simplemente sentado en el coche, el adicto se pone a la defensiva.

Su actitud defensiva a menudo conducirá a la ira, donde atacan a quienes los rodean y les preguntan por qué están distraídos, por qué su trabajo llega tarde, etc.

Como ejemplo del mundo real, veamos el caso de Samuel.

Cuando su esposa cuestionó su comportamiento, primero se rió y le dijo que ella se preocupaba por nada. Ella le creyó al principio, aunque él estaba siendo reservado acerca de mantener su teléfono y su computadora portátil lejos de aquí y protegidos con contraseña. Ella pensó que estaba teniendo una aventura y lo acusó de ocultarle cosas. Samuel se puso a la defensiva y se enojó, volviéndose cada vez más distante. Esto provocó una ruptura entre la pareja que se volvió muy difícil de curar.

. . .

La actitud defensiva puede deberse al miedo a ser descubierto, así como al desagrado por ellos mismos.

No están contentos con lo que están haciendo e incluso pueden comenzar a darse cuenta de que hay un problema. Sin embargo, es posible que aún no estén preparados para admitirlo. En algunos casos, la ira puede volverse violenta.

Señal 10: ocultar comportamientos y mentir

Esto se relaciona con muchos de los otros signos. Las personas que son realmente adictas a la pornografía generalmente no son ruidosas, o inclusive, se sienten orgullosos de su problema. Ocultan sus comportamientos y mienten sobre lo que están haciendo o hacia dónde va su dinero. Intentan culpar a los demás de cualquier forma que puedan. Inventan excusas.

Las mentiras eventualmente comienzan a alcanzarlos, y la vergüenza puede comenzar a establecerse, lo que puede conducir a la ira, como se mencionó anteriormente.

. . .

Si eres un adicto, o si tienes un ser querido adicto a la pornografía, no debería ser una fuente de vergüenza. Es una adicción como cualquier otra, y una vez que comienzas a enfrentarla, puedes controlarla.

Brindar apoyo en estos tiempos es a menudo un paso esencial en el camino para obtener ayuda.

3

Signos y síntomas de adicción a la masturbación

A continuación, se muestran algunos de los signos más comunes de que usted o alguien que conoce puede ser adicto a la masturbación. Tenga en cuenta que algunos de los elementos que mencionamos en los signos de adicción a la pornografía en el capítulo anterior también se aplicarán aquí. Sin embargo, primero debemos intentar responder una pregunta.

¿Por qué la gente se masturba?

No es tan difícil responder a esta pregunta cómo algunos podrían esperar.

En pocas palabras, es la sensación placentera que puede proporcionar la masturbación. Si bien no es lo mismo que el sexo y no hay sentimientos de amor, la masturbación aún puede liberar una variedad de hormonas que brindan el mismo tipo de sentimiento y sensación de satisfacción y liberación que proviene del sexo.

Las personas que se masturban excesivamente podrían estar haciéndolo debido a la falta de actividad sexual normal, les gusta la falsa sensación de gratificación o la utilizan para lidiar con la depresión o el estrés en lugar de buscar una opción más saludable. Algunos lo hacen porque están aburridos y luego comienza a convertirse en una adicción.

Es hora de observar algunos de los signos más comunes de adicción a la masturbación para ver si reconoces alguno de ellos en ti mismo o en alguien que te importa.

Señal 1: se masturba incluso cuando no te sientes con apetito sexual

A veces, cuando las personas comienzan a sentirse sexuales por una razón u otra, se masturban.

Muchas personas, incluso aquellas que afirman que no, entran en esta categoría. Sin embargo, esto no significa necesariamente que sean adictos. Sin embargo, si se masturban a menudo y de forma compulsiva, ciertamente podría significar que hay un problema.

Uno de los signos de esto es alguien que se masturba incluso cuando no siente ninguna excitación sexual natural. Se masturban porque algo en su mente les dice que lo hagan, o porque están aburridos, etc.

Señal 2: lugares de riesgo en los que se masturban

Otro signo de adicción es masturbarse en áreas de alto riesgo y eso podría ser ilegal. En algunos casos, esto podría significar simplemente masturbarse en la sala de estar mientras la esposa está en otra habitación. Otras veces, puede significar masturbarse en el transporte público o en un vehículo estacionado. Probablemente haya escuchado noticias o haya visto videos de personas en el metro o en un autobús masturbándose "en secreto" debajo de un abrigo.

Este es un comportamiento de alto riesgo, pero aquellos que tienen una verdadera compulsión no suelen tener un control total sobre lo que están haciendo. Pueden saber que está mal y que no deberían, pero lo hacen de todos modos.

. . .

Esto sucede con más frecuencia de lo que imagina, y les sucede a personas que nunca esperaría, incluidas las celebridades.

Podemos encontrar una lista de celebridades que han sido atrapadas en estas situaciones comprometedoras. Si bien pueden ser adictos o no, no hay duda de que se involucraron en algún comportamiento de riesgo y pagaron el precio por ello. Todas las personas mencionadas en esa lista, fueron arrestadas por supuestamente masturbarse en un lugar público, lo cual es ilegal.

Por supuesto, no son solo las celebridades las que se ven atrapadas en este tipo de exhibiciones públicas. En 2019, una mujer semidesnuda fue arrestada cuando la sorprendieron masturbándose en público en Austin, Texas. El arresto y el hecho de que la metieran en la parte trasera de un coche de policía no la detuvieron, porque supuestamente continuó de alguna manera, a pesar de que estaba esposada en el momento.

Hay innumerables historias como estas de personas que, por una razón u otra, se masturbaban en público y las atrapaban.

Señal 3: masturbándose todo el tiempo

. . .

La mayoría de las personas tienen pasatiempos en los que les gusta participar cuando tienen un poco de tiempo libre. Es posible que les guste leer, mirar televisión, jugar, ir de excursión, etc. Sin embargo, cuando alguien es adicto a la actividad física, suele consumir mucho tiempo.

En lugar de dedicar tiempo a hacer cosas productivas y agradables, dedican su tiempo a masturbarse. Algunos afirman que se masturban a lo largo del día siempre que tienen la oportunidad, ya sea en casa o en el baño del trabajo.

Una parte de sus pensamientos, aunque a veces pueden ser subconscientes, se trata de masturbarse y pensar en la próxima vez que puedan hacerlo. Naturalmente, este tipo de pensamientos distraen y pueden dañar las relaciones, el trabajo y más.

Señal 4: no puede detenerse, incluso si lo desea

Esta puede ser una de las cosas más aterradoras a las que se enfrenta una persona. Como otros tipos de adictos,
   Los masturbadores se dicen a sí mismos que podrían detenerse si realmente quisieran. Se dicen a sí mismos que la

única razón por la que no se detienen es que es algo que quieren hacer y que tienen derecho. Se ponen a la defensiva si alguien les dice que necesitan ayuda.

Sin embargo, puede volverse muy real cuando se dan cuenta de que incluso cuando quieren detenerse, no pueden. Hacen tratos consigo mismos, diciendo que "esta es la última vez" y luego se detendrán ... hasta la próxima vez que sienta la necesidad. Se convierte en una batalla difícil y muchos adictos descubren que es más fácil ceder a la tentación. No pueden detenerse por sí mismos, y esto los asusta hasta lo más profundo, a menudo manifestándose como negación e ira.

Señal 5: después se siente culpable

Una vez que haya terminado de masturbarse, ¿cómo se siente? Al principio, probablemente sintió que acababa de aliviar un poco el estrés.

Es posible que se sienta un poco cansado o incluso que se sienta bien. Sin embargo, a medida que la adicción se establece y lo hace cada vez más, otros sentimientos se vuelven más prominentes.

Empiezas a sentirte avergonzado y culpable. Te das cuenta de que tu comportamiento compulsivo no es normal y deseas poder dejar de hacerlo. Sin embargo, como se mencionó anteriormente, no siempre es posible que alguien se detenga fácilmente una vez que se ha vuelto adicto.

Señal 6: lo usa como una muleta para equilibrar la negatividad

La mayoría de las personas hoy en día tienen alguna forma de negatividad que se infiltra en su vida y les causa estrés y malestar mental. Todos nos sentimos así de vez en cuando. Algo malo te pasa a ti, a alguien que conoces, o tal vez es el estado del mundo en general.

Quizás haya tenido un día difícil en el trabajo. Quizá no tenga suficiente dinero en su cuenta bancaria para cubrir todas sus facturas.

Quizá sufrió una pérdida personal. Sea lo que sea, en lugar de encontrar una solución o una mejor manera de manejar el problema y las emociones que está sintiendo, recurre a la masturbación. Intenta usarlo para lidiar con las emociones negativas que está sintiendo, aunque realmente no ayude.

Señal 7: invierte más tiempo y dinero en pornografía

. . .

Esto se relaciona estrechamente con las señales de que eres adicto a la pornografía, naturalmente. Cuando eres adicto a la masturbación, normalmente utilizas pornografía con regularidad para ayudarte a crear tus fantasías mentales. Muchos hombres gastan una cantidad sustancial de dinero en sitios pornográficos, siempre persiguiendo la siguiente imagen o video que se adapte a sus necesidades actuales. En lugar de gastar dinero en un pasatiempo saludable o ahorrar dinero, lo invierten en estos sitios donde se desperdicia.

En la misma línea, están perdiendo el tiempo. Alguien que se masturba compulsivamente podría pasar un poco de tiempo aquí y allá durante el día buscando el porno adecuado para ayudarlo y luego pasar más tiempo masturbándose.

Cuando todo está sumado, algunas personas gastan una hora, dos horas o más haciendo esto. Imagínese lo que podría hacer con ese tiempo extra. Puede encontrar una salida productiva o un pasatiempo para disfrutar. Podrías leer un libro, escribir, pintar, aprender algo nuevo, etc. En cambio, estás reduciendo el precioso tiempo que te queda en el planeta.

Señal 8: prefiere masturbarse que socializar

. . .

Esta es una señal de alguien que es profundamente adicto a la masturbación, pero sucede con más frecuencia de lo que imagina. Si bien no todos tienen que ser una mariposa social, hay algo que decir para salir y hablar con otras personas, ya sean amigos, familiares o extraños que conozca en el parque para perros. Los seres humanos tienden a hacerlo mejor cuando son más activos socialmente. Se sienten mejor y aprenden a relacionarse con otras personas.

Sin embargo, cuando alguien sufre de una adicción como esta, a menudo eligen el placer oculto sobre el contacto del mundo real. Esto a menudo puede hacer que las personas se vuelvan aún más retraídas con el tiempo. Ya no les importa socializar fuera de esos momentos en los que no tienen otra opción.

Veamos otro ejemplo de la vida real. Esta vez, veremos a Francisco, un hombre relativamente joven de poco más de 22 años. Su familia y amigos a menudo lo invitaban a pasar tiempo con ellos yendo de campamento y de excursión, cosas que le encantaba hacer. Sin embargo, su adicción, junto con su trabajo, ahora no le permitía tanto tiempo libre como solía tener. Descubrió que prefería quedarse en casa en la cama viendo porno en lugar de salir y disfrutar de la vida con seres humanos reales.

Con el tiempo, Francisco empezó a perder amigos que tenía porque nunca estuvo allí para ellos y, a menudo, ignoraba sus llamadas y mensajes de texto. Básicamente, desapareció de sus vidas. Francisco tardó mucho tiempo, más de tres años, en darse cuenta y admitir que incluso había un problema.

Sea cauteloso

Estos son algunos de los signos y síntomas más comunes de adicción a la masturbación y la pornografía. Sin embargo, pueden manifestarse en diferentes momentos, en diferentes años y en diferentes niveles de intensidad según una variedad de factores, incluida la edad de una persona y su nivel actual de dependencia.

Si siente que puede ser adicto a la pornografía o la masturbación, incluso si no tiene los síntomas anteriores, no es algo que desee ignorar. El problema tiende a empeorar a menos que esté dispuesto a afrontarlo.

4

Magnitud del problema

LA ADICCIÓN a la pornografía está barriendo el mundo masculino a un ritmo alarmante. Desde el advenimiento de la pornografía en Internet, esta tendría que ser una de las adicciones más virulentas que enfrenta el mundo moderno. Es cautivador de niños y adolescentes, que luego se convierten en hombres que no pueden dejar el hábito. Los hombres se encuentran en relaciones con esposas o parejas en las que, incluso si disfrutan de una vida sexual satisfactoria, todavía parecen impotentes para resistir el llamado de la fantasía de Internet.

Aunque no es un diagnóstico válido (todavía) de acuerdo con el Manual de Diagnóstico y Estadística de Trastornos Mentales (DSM-5) actual, la adición de pornografía es un problema suficientemente real que puede causar cambios físicos en el cerebro.

Es un tipo de comportamiento compulsivo e incontrolable que puede tener ramificaciones profundas en la vida y afectar las relaciones profesionales y personales por igual. No tienes que creer en mi palabra. Aquí hay algunos números que estoy seguro de que les resultaron interesantes.

- Hasta el reciente auge de las redes sociales, la pornografía era en realidad el uso más común de Internet.
- Aunque las estadísticas varían a lo largo de varios estudios, en promedio. Aproximadamente el 12% de todos los sitios de Internet son pornográficos.
- El 25% de las solicitudes de los motores de búsqueda son de naturaleza pornográfica y el 35% de todas las descargas son pornográficas.
- En cada segundo, se gastan más de $ 3,000 en pornografía.
- Es difícil calcular las ganancias de la industria del porno, pero en todo el mundo se estima en decenas de miles de millones de dólares.

Lamentablemente, las estadísticas se ven aún peores en el contexto de la familia.

- Los niños ven su primer sitio porno en una edad promedio de 11 años.
- Las palabras "sexo" y "pornografía" se encuentran entre las búsquedas principales para niños menores de dieciocho años, que es donde

la adicción a la pornografía suele tener sus raíces.
- Cada día, se envían 116,000 búsquedas de pornografía infantil. Esta industria, inquietantemente, genera $3 mil millones cada año.

La humanidad siempre ha estado fascinada con el sexo, como lo demuestran las representaciones sexuales que datan de la Edad de Piedra. Pero la facilidad de acceso hoy en día lo convierte en un problema grave. Esto no sería un problema si los sitios web realmente requieren una confirmación de edad, pero solo el 3% de ellos tienen restricciones de edad.

No se detiene ahí. Aproximadamente el 10% de los espectadores de pornografía admiten tener problemas para controlar sus impulsos. Tienen la necesidad de ver contenido pornográfico incluso cuando tienen relaciones saludables. Sin embargo, se extiende mucho más allá del alcance de las relaciones personales. Muchos han perdido sus trabajos debido al acceso a sitios web pornográficos en el trabajo. La necesidad de una "solución" es más fuerte que el miedo a ser atrapado y / o despedido. Este tipo de comportamiento es consistente con la adicción tradicional.

Como si arruinar las relaciones íntimas y profesionales no fuera suficiente, hay más. En un estudio de una de las más reconocidas universidades británicas, se reveló que este tipo de adicción también puede disminuir las relaciones sociales normales (como lo admite el 80% de los participantes), así como la pérdida de la libido y la disfunción eréctil (informado por el 60% de los participantes), recurriendo en exceso a los servicios de acompañantes (15%), gastar grandes sumas de dinero en contenido sexualmente explícito (15%), pensamientos suicidas (10%) y más. Podría haber una correlación entre la primera edad de visualización y el desarrollo de esos patrones de comportamiento, ya que el estudio encontró que, en promedio, las personas con comportamiento sexual compulsivo habían visto contenido explícito a una edad más temprana.

En un estudio de 2008 se encontró que el 93.2% de los participantes masculinos habían visto contenido pornográfico explícito antes de los dieciocho años, muchos de los cuales fueron expuestos entre las edades de catorce y diecisiete años. Ver pornografía a una edad tan temprana tiene el poder de moldear completamente su idea del sexo, así como dominar sus deseos. Los adolescentes que ven porno con frecuencia desarrollan la idea de que esto es lo que el sexo real parece y tratan de replicarlo una vez que comienzan a tener relaciones sexuales.

Las expectativas que tienen de sus parejas sexuales se ven completamente modificadas por el entorno artificial que se ve en las películas y videos para adultos. También aprenden que cuando se aburren de una "experiencia sexual", pueden pasar fácilmente a otra.

. . .

Uno de los otros impactos del uso de la pornografía en los adolescentes es que no tienen que aprender a 'manejar su sexualidad emergente y sus frustraciones de manera saludable'. Tales habilidades de gestión saludables los mantendrían en la realidad y los prepararía para sus futuras relaciones íntimas, significativas y a largo plazo.

Las estadísticas anteriores no son de extrañar. Como puede ver, la adicción a la pornografía es un fenómeno generalizado que solo se está volviendo más fuerte.

Aunque no comparte las mismas características como la adicción a sustancias, en muchos aspectos existen algunos paralelismos entre los patrones de comportamiento de estos tipos tan diferentes de adicción. Por ejemplo, al igual que se desarrolla una tolerancia cuando se trata de adicción a sustancias a medida que el cuerpo se adapta a los cambios introducidos por dicha sustancia, se observan efectos similares con la adicción a la pornografía.

La necesidad de obtener una mayor cantidad de "solución" es constante en ambos tipos de adicción. Ignorar las consecuencias y pensar solo en la gratificación instantánea es otra similitud obvia. Por lo tanto, superar la adicción es increíblemente difícil.

. . .

¿Hay alguna forma de liberarse?

Si.

Este libro le mostrará por qué los hombres están tan enganchados y le dará pasos prácticos hacia la libertad; hasta que no haya entendido el "por qué", nunca podrá aplicar el "cómo hacer" del cambio.

Una de las claves de las que te darás cuenta rápidamente en la batalla contra esta adicción es que no son los niveles de testosterona lo que los mantiene enganchados, sino su cerebro. La clave para cambiar es comprender el poder de nuestra programación neuronal y la forma de cambiar esto.

Tus procesos de pensamiento tienen el poder de alterar físicamente tu cerebro (y al revés, por supuesto).
Este fenómeno se conoce como neuroplasticidad.

Durante mucho tiempo, los neurocientíficos creyeron que el cerebro era un órgano mayoritariamente estático y, después de un cierto período de desarrollo en la infancia, dejó de cambiar en absoluto. Las últimas décadas han sido reveladoras. Ahora sabemos que el cerebro no es una construcción rígida, pero cambia todo el tiempo. Todo lo que experimentas, ves, oyes o lees altera tu red neuronal (las 'neuronas' son las células responsables de la actividad de tu cerebro a través de sus conexiones), lo que cambia físicamente tu cerebro. Sin embargo, este proceso es mucho más intenso a una edad más temprana. A medida que envejecemos. Algunas conexiones neuronales se fortalecen, por lo que es más difícil cambiarlas. Sin embargo, esto no significa que sea imposible.

Más adelante en el libro, ampliaremos el efecto de la vinculación neuronal en el viaje de uno hacia la adicción. y luego es un lugar en su viaje fuera de él. Piense en el enlace neural como la formación de moléculas.

Recuerdo un experimento de ciencias en el que nuestra maestra llenó un globo con hidrógeno, lo hizo flotar frente a la clase y luego le puso una vela encendida.

Tuvimos una explosión que hizo gritar a las chicas y emocionar a los chicos. Nuestras reacciones no eran el objetivo del experimento; el objetivo del experimento era que ahora teníamos gotas de agua en el suelo del laboratorio de ciencias. El agua se había formado a través de 2 átomos de hidrógeno que se unían a átomos de oxígeno individuales.

Esta "unión" invisible creó una nueva molécula que necesitaría mucha energía para romperse.

De la misma manera, la adicción a la pornografía se trata de crear vínculos afectivos. No se trata solo de excitación sexual. El cerebro ha vinculado otros beneficios, experiencias o justificaciones al uso de la pornografía. Cuando descubrimos cuáles son y podemos contrarrestarlos con alternativas específicas y superiores o realizaciones, el hábito o la adicción pueden romperse.

Específicamente, veremos la vinculación neuronal en el contexto de:

- Creencias y creencias erróneas. La terapia cognitivo-conductual (TCC), la terapia de incredulidad y algunos otros modelos de terapia han resaltado el poder de las creencias subconscientes para determinar nuestros comportamientos, actitudes y reacciones. En el caso de la adicción a la pornografía, tenemos que descubrir las creencias que hemos adjuntado (o unido) a su uso antes de que podamos tener alguna esperanza de cambiar, en primer lugar, esa creencia y, en segundo lugar, la adicción resultante.
- Fusiones mentales. Estos son diferentes de las creencias erróneas porque son los beneficios que

tenemos mentalmente vinculados al uso del porno. Muy a menudo, estas fusiones no van juntas, pero las neuronas se han fusionado o unido. Por ejemplo, para el hombre que fusionó el uso de la pornografía con la comodidad cuando era niño o adolescente, irá a la pornografía en busca de consuelo cuando sepa que posiblemente perderá su trabajo, su matrimonio o el respeto de sus hijos debido a esta adicción.
- Factores de justificación. Esto es algo que yo he descubierto al trabajar con hombres que saben que este hábito viola su sistema de creencias o su visión de quiénes se ven a sí mismos. Han vinculado un factor de justificación a su uso de la pornografía que lo hace 'OK'.

Más sobre cada uno de estos enlaces neuronales lo veremos más adelante y, lo que es más interesante, cómo podemos utilizar esta herramienta para que trabaje para nosotros para romper el hábito.

La neuroplasticidad es donde se encuentra el camino hacia el cambio sostenible. Eres capaz de superar cualquier cosa si te acondicionar adecuadamente y cambiar físicamente tu cerebro. Aunque será difícil, puede superar la adicción a la pornografía y llevar una vida mucho más satisfactoria y feliz.

Puntos rápidos en este capítulo:

- Desde que la era de Internet se ha extendido por nuestro mundo, el uso de la pornografía y la adicción están aumentando a un ritmo alarmante.
- A los chicos se les está introduciendo al porno a una edad inquietantemente joven.
- Los estudios académicos documentan claramente el impacto y las consecuencias del uso de la pornografía.
- La vinculación neuronal debe entenderse y usarse para romper este hábito.
- La neuroplasticidad es una ciencia relativamente nueva que está brindando comprensión y esperanza a quienes quieren cambiar.

5

Los 'Personajes'

UNA COSA que encuentro frustrante cuando leo una novela es la forma en que los personajes se introducen al principio del libro y luego no vuelven a aparecer durante varios capítulos. De vez en cuando, cuando no puedo captarlo del contexto, me encuentro hojeando los capítulos anteriores para recordarme quién es ese personaje.

En su viaje a través de este libro, se encontrará con una serie de 'personajes'. Estos se basan en hombres con los que he trabajado y asesorado a lo largo de los años, y comparto partes de su historia para ilustrar y desbloquear aspectos de tu historia. Los detalles y los nombres han cambiado lo suficiente para que no se puedan reconocer.

Para evitarle la frustración de pensar, '¿quién era ese tipo de nuevo?'

. . .

Aquí enumero los personajes y un poco sobre ellos; siéntase libre de volver a esta página si necesita recordar de quién es la historia de la que estamos hablando.

NOTA: los nombres utilizados en los ejemplos están inventados para ocultar cualquier rastro de la identidad de las personas reales a las que se hace referencia.

Alfredo

Edad: 30 años
 Estado civil: casado con 3 hijos
 Trabajo: programador de computadora
 Razón por la que pidió ayuda: su esposa lo cacho usando porno
 Cuando empezó el hábito: en la preadolescencia, cuando fue al trabajo de su papá, todos los hombres trabajadores tenían una colección de libros y pósters pornográficos.

Pablo
 Edad: 20 años
 Estado civil: viviendo con su pareja y espera casarse con ella
 Trabajo: dueño de diferentes negocios en la ciudad

Razón por la que pidió ayuda: quiere tener de regreso su fe cristiana y su moral antes de casarse

Cuando empezó el hábito: cuando era adolescente

Gustavo

Edad: 50 años

Estado civil: casado con 2 hijos adultos

Trabajo: ejecutivo en jefe

Razón por la que pidió ayuda: problemas en su relación, en realidad no busca ayuda para su adicción

Adalberto

Edad: 30 años

Estado civil: divorciado

Trabajo: artista

Razón por la que pidió ayuda: quiere terminar con esta adicción de manera definitiva

Cuando empezó el hábito: en la adolescencia

Cristóbal

Edad: 30 años

Estado civil: se acaba de casar y el primer bebé viene en camino

Trabajo: ejecutivo en un banco

Razón por la que pidió ayuda: su esposa lo descubrió viendo porno se sintió devastada ya que no tenía idea

Cuando empezó el hábito: en la adolescencia

Víctor

Edad: 25 años

Estado civil: recién casado, primer bebé en camino

Trabajo: diseñador

Razón por la que pidió ayuda: esposa destrozada por el descubrimiento de su adicción

Cuando empezó el hábito: en la pre adolescencia

Eugenio

Edad: 29 años

Estado civil: recién casado

Trabajo: asesor financiero

Razón por la que pidió ayuda: el deseo de la libertad personal

Cuando empezó el hábito: en la adolescencia

6

¿Por qué lo hago? ¿Qué gano yo? - Descubriendo las razones obvias y desconocidas

Por qué hacerlo: las principales razones

Antes de ampliar esto, permítanme hablarles sobre Víctor. La madre de Víctor tuvo una enfermedad grave cuando él era un niño, por lo que no pudo cuidarlo ni consolarlo. En su desesperada necesidad de consuelo y cuidado, se dedicó a la pornografía en los años de la preadolescencia. Su necesidad era consuelo, y cuando era niño fue "devuelto al pecho" para eso. No era sexual para él en esa etapa, estaba buscando lo que necesitaba desesperadamente de una madre que no podía dárselo.

En realidad, es la necesidad que la persona estaba tratando de satisfacer cuando comenzó a usar pornografía, no la que está reconociendo actualmente, la que más la tiene. Hasta que encontremos la necesidad que se estaba satisfaciendo hace tantos años, no se puede hacer ningún progreso real en la curación de la adicción. Los arreglos de autocontrol, rendición de cuentas, tendrán poco efecto si no se ha puesto a disposición de un cerebro que ha sido entrenado en una alternativa otra forma de satisfacer esa necesidad original. Recuerde, la necesidad muy a menudo no es la satisfacción o la excitación sexual.

Volviendo a la historia de Víctor. Por lo que Víctor sabía cómo un adulto maduro, su adicción a la pornografía tenía que ver con la excitación sexual, por lo que se vio atrapado en el ciclo de intentar liberarse, casi peleando la batalla equivocada.

Esto es importante y se discutirá con más detalle más adelante. Basta decir que el uso de la pornografía no se trata solo de sexo. Cuando las otras razones por las que un hombre usa pornografía (además del sexo) no se reconocen, es como dejar una puerta abierta permanentemente cuando se supone que un lugar es seguro.

Así que veamos algunas de las principales razones por las que pasamos:

- Consuelo: una de las razones más populares para ver pornografía. Al igual que en el caso de Víctor, quienes experimentan la soledad a menudo recurren a la pornografía como un consuelo. La pornografía puede otorgar la gratificación instantánea y proporciona una avalancha de dopamina al cerebro. El cerebro reconoce la dopamina como una recompensa. Se crea una conexión entre la comodidad y la pornografía. Esta conexión causa problemas después de ese punto, incluso hasta bien entrada la edad adulta. Este falso consuelo es a lo que siempre regresa, incluso si tiene una pareja íntima. No se trata del sexo, sino de esa falsa sensación de seguridad creada por la ilusión. Porque está colgado de la ilusión, el joven hombre no ve que es capaz de lograr la comodidad y la intimidad en la realidad, y es entonces cuando se convierte en un verdadero problema.

- Liberación de estrés: otra razón común para ver pornografía. Esta es más comúnmente una necesidad de un hombre adulto que de un adolescente. Al igual que los videojuegos, la pornografía crea un mundo imaginario en el que puedes deshacerte de tus preocupaciones. Así como te olvidas por completo de tus problemas laborales mientras intentas conquistar el siguiente nivel de tu juego favorito, ignoras los diferentes factores estresantes cuando ves porno. Como se dijo anteriormente, la liberación de dopamina que inunda el cerebro después de ver pornografía puede verse como una recompensa.

Debido a esto, puede parecer un calmante para el estrés. Te distraes de tus asuntos actuales. También estimula sus centros de recompensa y placer, por lo que se siente bien al respecto en el proceso, aunque la culpa pueda sobrevenir más tarde. La culpa que a menudo sobreviene, sin embargo, puede anular la liberación de estrés con bastante rapidez, lo que lleva a un ciclo incómodo y debilitante de la vida. Para muchos, esto se convierte en una rutina de manejo del estrés poco saludable, que les causa aún más estrés. Esta rutina se convierte rápidamente en una adicción. Cuando la pornografía se convierte en un refugio seguro sin el que no pueden vivir, los hombres comienzan a acceder a ella en momentos inapropiados, incluso en la oficina. Este tipo de comportamiento no se tolera en un entorno laboral, por lo que muchos son despedidos. Incluso entonces no lo ven como un problema, lo que lo hace aún más peligroso.

- Liberación sexual: a veces, incluso cuando las razones que parecen puramente sexuales, no lo son estrictamente. La pornografía crea un mundo ideal donde un hombre puede vivir sus fantasías. Esto facilita mucho la liberación de la presión sexual, ya que satisface una necesidad tanto emocional como física. Además, ver pornografía es literalmente sin esfuerzo. La facilidad de acceso a menudo lo convierte en una opción preferible, porque no tiene que trabajar para ello ni hacer concesiones. Es justo lo que quiere, cuando lo quiere. Muchos problemas potenciales tienen su raíz aquí. Las relaciones de la vida real son mucho más complejas que hacer clic en el botón de reproducción y, a veces, puede surgir una insuficiencia para lidiar con problemas reales. Los hombres pueden empezar a preguntarse por qué deberían preocuparse por sus parejas íntimas en absoluto, creando así un patrón autodestructivo que se realiza demasiado tarde, ya que la pornografía no puede ser un sustituto de la intimidad real.

- Curiosidad insatisfactoria: El porno de curiosidad insatisfactoria se parece mucho a la madriguera del conejo. Está lleno de posibilidades inexploradas y te hace querer seguir avanzando hasta que descubras a dónde va. Este efecto es mucho más poderoso durante la adolescencia, pero a veces hace que la mente se atasque con la curiosidad. Por lo tanto, no importa cuánto se reciba, nunca es suficiente. La necesidad de seguir "explorando" hace que las cosas se intensifiquen. Incluso en la edad adulta, el proceso continúa. El hombre comienza a ver variaciones más "eróticas" e "interesantes". La frecuencia también aumenta. Como con cualquier otra adicción, es necesario 'subir la apuesta. A veces, la pornografía "normal" pierde su novedad y tiene que ser reemplazada por algo más "picante". El hombre no puede escapar de esto simplemente porque está obsesionado con un período anterior de su vida.

- Recompensa: una de las razones que a menudo se olvida, pero que sigue siendo válida cuando se trata de adolescentes, es la recompensa. Para la mente adolescente, la pornografía es una experiencia gratificante gracias a que literalmente estimula los centros de recompensa en el cerebro. La gratificación instantánea que provoca la pornografía es suficiente para que el adolescente la busque una y otra vez. Esto es principalmente lo que los deja expuestos a la adicción, porque repetir este patrón y recibir la recompensa entonces son transferidos a la edad adulta. El diálogo interno del adicto adulto que puede tener esposa e hijos, y que está atrapado en la trampa de la recompensa, es "Me lo merezco": se convierte en una celebración del éxito.

- Venganza: aquí es cuando la pornografía puede volverse especialmente dañina. En un momento intenso y estresante, usted y su pareja discuten por algo o se sienten decepcionados de alguna manera. Te enojas, posiblemente a la defensiva, y terminas encerrándote para mirar pornografía, simplemente porque sabes que no deberías. Sin embargo, debido a la ira con tu pareja, haces lo que sabes que sería perjudicial para ella, incluso si eso significa que ella nunca descubrirá el comportamiento. Usar la pornografía para vengarse es a menudo simplemente una forma de esconderse detrás del comportamiento que se siente mejor que enfrentar la verdad.

Las razones pueden ser diferentes, pero los resultados son todos iguales. El desarrollo de una adicción tiene una alta probabilidad y, dado que comienza a una edad relativamente temprana, ver pornografía no se considera algo incorrecto. Se crean diferentes racionalizaciones para justificar el hábito. Esto hace que la adicción sea aún más fuerte porque nada de esto se ve como un problema hasta que comienza a tener ramificaciones en el mundo real.

Cuando eso sucede, la gente suele estar dispuesta a buscar ayuda.

Sin embargo, hasta que el problema, el problema real, se reconozca verdaderamente y se eliminen todas las justificaciones, no se podrá lograr ningún progreso real. Discutiremos esto más en el próximo capítulo.

En la base de estos otros beneficios de usar pornografía hay una necesidad que estás tratando de satisfacer. Tu cerebro ha sido entrenado para vincular la satisfacción de esa necesidad con el uso de la pornografía. A medida que descubrimos la necesidad real que satisface la pornografía, podemos comenzar a explorar activamente alternativas que luego podemos ofrecer a la persona (y al cerebro). De esta manera, se pueden formar nuevos vínculos neuronales en torno a cómo satisfacer esa necesidad de formas nuevas y saludables.

Consejos rápidos en este capítulo:

- La pornografía no se usa solo con el propósito de obtener algo de excitación sexual
- La pornografía se utiliza por diversas razones, desde la venganza hasta los mecanismos de recompensa. Eso crea un subidón de dopamina que aumenta su probabilidad de generar adicción.
- Al descubrir las otras razones 'que se han vinculado al uso de la pornografía, encontramos la necesidad que está cubriendo.
- Una vez que se identifica la necesidad, podemos ofrecer otras alternativas positivas para que el cerebro las considere y forme nuevos vínculos neuronales.

7

El factor justificación - Descubriendo por qué mi subconsciente me dice que está bien cuando mi conciencia, mi sentido común me dice que no lo está

Cuando comencé a trabajar con chicos que intentaban liberarse de la pornografía, pasé una buena parte del tiempo descubriendo las creencias a las que habían llegado sobre el uso de la pornografía. Sin embargo, una vez que llegué a lo que he llamado el "factor de justificación", comencé a ver que las luces se encendían más rápidamente. Con esto llegó la comprensión de por qué su subconsciente estaba apoyando este hábito, en lugar de rechazarlo. Esta comprensión también proporcionó otra herramienta poderosa para allanar el camino hacia la libertad.

Muchos de los hombres con los que trato van en contra de su conciencia, o saben que usar pornografía está dañando su relación.

Sin embargo, justifican este hábito a través de un diálogo interno enfermizo (o insalubre) que está respaldado por creencias fundamentales profundas que lo rodean. Cuando estas creencias justifican su uso de la pornografía, hay poco apoyo para el cambio.

Hablemos un poco sobre el diálogo interno. Este es el diálogo interno que se desarrolla dentro de nuestras mentes... constantemente. Algunas de ellas las conocemos y otras no. Nuestro diálogo interno es el resultado de lo que creemos y nuestros sentimientos son el resultado de nuestro diálogo interno. Si somos una persona segura de sí misma, nuestro diálogo interno refleja una fuerte creencia en nuestro valor, valor y capacidad, lo que resultará en emociones de confianza.

Igualmente ocurre lo contrario para la persona que carece de confianza.

Por lo tanto, nuestro diálogo interno puede sustentar un hábito que sabemos que no es saludable para nosotros. Es como el fumador que conoce todas las razones médicas que la persuaden para que se rinda, pero que finalmente identifica el diálogo interno "fumar me da una razón para relajarse y socializar en el trabajo".

Había estado trabajando con un cliente, llamémosle Pablo, durante algunas sesiones. Estaba progresando bien.

. . .

Habíamos descubierto algunas de las formas en que sus creencias y pensamientos apoyaban su hábito, y estaba recuperando la esperanza de poder ser el hombre que quería ser. Luego volvió a deslizarse y me di cuenta de que había más cosas que investigar y averiguar sobre su temprana introducción al porno. Fue entonces cuando trabajamos juntos y descubrimos cómo el adolescente Pablo justificaba este hábito.

La adicción a la pornografía de Pablo se desarrolló cuando era adolescente, todos sus compañeros en la escuela hacían pornografía, por lo que era lo normal.

Como hijo de un pastor cristiano, justificó su uso de la pornografía con la lógica de que todos sus compañeros de escuela estaban ahí fuera consiguiendo sexo con sus últimas novias, por lo que al menos el porno le estaba dando la emoción sexual sin ser realmente inmoral.

Adquirió una fuerte creencia (para justificar el dilema moral al que se enfrentaba) de que la pornografía era una buena alternativa para él a la inmoralidad.

También asumió la creencia de que mientras mamá no se enterara, no habría consecuencias. Cuando llegó a mí, tenía veintitantos años y vivía con una chica encantadora con la que quería casarse, esa creencia errónea de que "ocultarlo lo hacía bien" todavía estaba viva y coleando.

Gustavo era un alto ejecutivo de una organización que promovía la vida familiar y el matrimonio. Su propio matrimonio estaba pasando por sus luchas y uno de los problemas que tenía su esposa era su uso de la pornografía.

En una de mis sesiones con Gustavo, hizo el comentario de que cuando usaba pornografía no luchó tanto en su vida de pensamiento con otras mujeres miembros del personal (a quienes sexualizó). Sabía que esto era bastante inaceptable con el papel que desempeñaba y básicamente incompatible con la cosmovisión que tenía y promovía.

La clave para que Gustavo llegara a la libertad personal de su adicción fue la aparición y el tratamiento de su factor de justificación.

El diálogo interno y la creencia subyacente a su comportamiento fue que "este hábito me ayuda a mantenerte pensando de una manera más pura en las mujeres reales que me rodean". Este factor de justificación fue el principal grillete en la vida de Gustavo.

. . .

Estos dos ejemplos del factor de justificación muestran que los hábitos de la pornografía pueden suceder temprano en la vida y volverse auto animados. También son excelentes ejemplos de cómo justificamos algo en nuestras vidas que sabemos que no es bueno para nosotros ni para nuestras relaciones.

En un libro que habla del poder que tiene tener hábitos analizan la diferencia entre los hábitos que podemos cambiar y los que no. Presenta un plan que indica que se puede cambiar cualquier hábito, si solo se cambia el comportamiento de rutina.

Sugiero que, si está justificando su hábito:

- cognitivamente a través de su diálogo interno, o subconscientemente a través de las creencias que ha desarrollado en torno al hábito, o,
- una combinación de autoconversación y creencias (que en realidad es lo que está sucediendo)

Entonces nunca podrás cambiar el hábito. ¿Por qué? Porque su cerebro le está diciendo que está bien hacerlo y actúa como una "anulación" de los intentos de cambio de comportamiento.

. . .

Consejos rápidos en este capítulo:

- Si continúa justificando su comportamiento con el diálogo interno, es poco probable que experimente un cambio a largo plazo.
- Trabaje diligentemente para identificar por qué comenzó a consumir, incluso si tiene que recordar la primera vez que se sintió atraído por la pornografía, y cómo se convenció de que estaba bien.
- El factor de justificación tiene que ser identificado para que pueda ser discutido y llevado a la realidad.
- El factor de justificación es la excusa para que la adicción continúe.

8

Introducción temprana a creencias
que me tuvieron cautivo, creencias
erróneas que apoyaron mi
adicción

Lo PRIMERO QUE hay que darse cuenta en este viaje fuera de la adicción es que su adicción o hábito no se debe principalmente a sus niveles de testosterona, su entorno o su falta de fuerza de voluntad. La lógica no apoya esta práctica de usar pornografía, ni la ciencia ni las consecuencias conocidas. En realidad, es el cableado de su cerebro lo que apoya, justifica y excusa la práctica. Hasta que se comprenda el cableado de su cerebro, usted es prácticamente impotente para lograr un cambio sostenible. Así que tomemos un tiempo para ver cómo se establecen las creencias erróneas que apoyan el desarrollo de una adicción a la pornografía.

La mayoría de los hombres con los que trato tienen esto en común, su primera introducción al porno fue a una edad bastante temprana, algunos incluso antes de los 10 años. Cuando se trata de ayudar a los hombres a liberarse del porno, es importante volver a eso. primera introducción, porque es allí donde se establecen varias cosas.

En este punto se forman las creencias en torno al uso de la pornografía.

Las creencias que respaldan el uso de la pornografía son conclusiones subconscientes a las que generalmente se llegaba durante la primera introducción. Son creencias sobre el uso de pornografía, mientras que el factor de justificación 'son excusas para el uso de pornografía.

Por lo general, es esta creencia, establecida en la infancia, la que todavía subyace fuertemente en el uso de la pornografía en la edad adulta.

Alfredo era un programador de computadoras y pasaba prácticamente toda su jornada laboral en su computadora con acceso a Internet. Se inició en la pornografía antes de los 10 años porque su padre era dueño de un garaje y las fotos pornográficas eran la norma en el comedor y el baño. Cuando era niño, estuvo expuesto a estas imágenes y llegó a la conclusión (o se volvió leal a la creencia) de que la pornografía era normal.

Fue abierto y aceptado y mamá (o papá) nunca dijeron

nada, al contrario. Entonces, fue fácil para Alfredo no ver nada malo en la pornografía, era normal.

La creencia de la infancia se convirtió en la maestra subconsciente del adulto. Como adulto, supo cognitivamente que no era lo que quería ser como esposo y padre cristiano, sino que la creencia subconsciente sobrepasaba a la cognitiva.

Ahora escuchemos a otro de nuestros 'personajes', Diego, y la creencia inicial de que volvió en sí.

Diego vino a mí como un hombre casado con una familia joven. Su esposa ya estaba harta de su hábito de la pornografía y quería que lo arreglaran. Charlie era otro hombre con la fuerte incredulidad de que si no me atrapan no habrá consecuencias. Charlie realmente creía que no había consecuencias por su uso de la pornografía porque no experimentó consecuencias cuando era joven. Si puedo salir con la mía, nadie se verá afectado.

Estas creencias erróneas son extremadamente poderosas y, hasta que se detectan, no se pueden disputar y desplazar con una creencia o conocimiento superior.
Las creencias más antiguas son las más fuertes. Y así es que

puede tener una conciencia cognitiva de lo poco saludable que es la pornografía, pero si su subconsciente ya ha decidido que está bien (debido a una incredulidad desde hace mucho tiempo), entonces nada cambia. Dedicaremos un capítulo posterior al enfoque que detectará, disputará y desplazará esas creencias traidoras que están destruyendo nuestras vidas y relaciones.

Hasta que encontremos las creencias erróneas que subyacen al uso de la pornografía, nuestro único recurso para intentar detenerlo es simplemente "detenerlo". En otras palabras, miramos hacia la fuerza de voluntad, las técnicas de resistencia, las relaciones de responsabilidad y otros métodos similares como nuestra única fuente de superación. Esto es lo que llamamos conductismo; técnicas conductuales que se basan totalmente en la fuerza de voluntad. El conductismo tiene una vida útil y generalmente está bien, cuando todo lo demás está bien. Pero, cuando el enemigo de la mayoría de los adictos (H.A.L.T.S, en sus siglas en inglés) golpea, baja por la pendiente resbaladiza hasta el edredón de su elección. (H.A.L.T.S. significa hambriento, enojado, solo, cansado, estresado o enfermo).

Antes de pasar a ver por qué la fuerza de voluntad por sí sola nunca puede realmente dominar una adicción, veamos algunas de las principales creencias erróneas sobre el uso de la pornografía.

- "La pornografía es normal" la primera

exhibición pública de películas tuvo lugar en 1896, y el mismo año se rodó una de las primeras películas eróticas. Tan pronto como la cámara avanzó lo suficiente para capturar imágenes en movimiento, comenzamos a grabar pornografía. Teniendo en cuenta que se han encontrado representaciones de orientación sexual en cuevas que se remontan a miles de años, esto no es sorprendente. Muchos dirían que es normal e incluso saludable. Sin embargo, la pornografía de hoy es mucho más accesible y está disponible, razón por la cual se está volviendo problemática. En cierto sentido, siempre lo ha sido, pero ahora empezamos a ver las consecuencias. La cocaína fue muy popular durante los primeros cincuenta años de su uso popular y se pensó que tenía propiedades medicinales y no tenía efectos secundarios. Sin embargo, hoy en día todos estamos demasiado familiarizados con la verdad. Lo mismo ocurre con el porno. Puede parecer natural, pero hay consecuencias y problemas de adicción esperándote al final de ese túnel. El hecho de que sea común no lo hace normal ni saludable.

Recientemente, una mujer que estaba angustiada por el uso de la pornografía por parte de su pareja y quería que él buscara ayuda para romper la adicción, habló con mi esposa. Ella compartió cómo la respuesta de su pareja fue que: en el país de donde viene (era de una nacionalidad diferente a la de ella) "todos hacen porno ".

- "Si no me atrapan, no habrá consecuencias" El primer problema con ese error es que es condicional. Incluso al comienzo de esa oración, se está excusando de manera condicional. Suele ser una mala señal. Si existe una condición para que su racionalización funcione, entonces no es una buena racionalización en absoluto. Además, esta es una creencia completamente falsa. Desarrollar una adicción como consecuencia de un hábito poco saludable hace que este argumento sea discutible. Ya sea que te atrapen o no. hay consecuencias.
- "La pornografía no es adictiva" - este es mi favorito absoluto. Dijeron lo mismo de la cocaína hace cien años, pero ahora sabemos que este no es el caso. Hoy en día, muchas personas creen que solo es posible desarrollar una adicción a las sustancias. Esto es interesante, porque incluso en esos casos, el componente psicológico que lleva a las personas a la adicción es mucho más difícil de manejar que la adicción en sí. Darse cuenta de sus problemas y decidir resolverlos, además de tener la voluntad de seguir adelante, es bastante difícil. Sin embargo, con adicciones puramente psicológicas, esto es aún más difícil porque el problema se realiza mucho más tarde. La

pornografía no solo es adictiva, sino que esta adicción es muy difícil de superar.
- "La pornografía se trata simplemente de sexo". He explicado por qué no es así en el capítulo previo. En resumen, al igual que con otras adicciones, generalmente existen causas subyacentes y beneficios secundarios.

Todos estos conceptos erróneos son fáciles de creer porque nos disculpan. Sin embargo, el hecho de que sean convenientes no los hace verdaderos.

Si reconoce que su comportamiento está dañando su vida de alguna manera (por ejemplo, destruyendo una relación importante), pero continúa con el comportamiento, es una adicción. Cuando el sistema de recompensa de su cerebro se altera (como con el torrente de dopamina), la adicción es una posibilidad.

El hecho de que la pornografía funcione para algunos sin consecuencias visibles no significa que tu adicción no es real. Recuerde, algunas personas pueden comprar con regularidad y otras son adictas a las compras. Una adicción también es algo que haces, al menos en parte, en contra de tu propia voluntad. En algún momento, desea detenerse, simplemente no ha encontrado los recursos correctos. Si tiene un comportamiento que no puede detener, pero va en contra de su sistema de creencias, debe ser honesto consigo mismo y buscar ayuda.

Y ahora, para ayudarlo en su viaje hacia la libertad, tómese un tiempo para reflexionar sobre su introducción a la pornografía y las conclusiones de la infancia / adolescencia a las que llegó en ese momento (estas son las conclusiones que su subconsciente ha decidido que son correctas y normales).

- ¿Qué anticipa cuando llega a ver pornografía?
- ¿Cuál es tu diálogo interno?
- ¿Cómo se sentiría prescindir?
- ¿A qué creencias llegó cuando descubrió la pornografía por primera vez y luego continuó con el hábito?
- ¿Qué discurso de justificación está utilizando para excusarse por un hábito que no compartiría abiertamente con los demás?

Consejos rápidos en este capítulo:

- Tener una adicción no refleja su fuerza de voluntad o la falta de ella.
- La mayoría de los adictos descubrieron la pornografía a una edad temprana e hicieron que sus cerebros desarrollaran una creencia que apoya al comportamiento.
- No podemos simplemente "detenerlo", porque

probablemente no hemos tenido la información adecuada disponible para respaldar nuestro éxito en "simplemente detenernos".

- Hasta que descubramos las creencias que sustentan el hábito, no podemos aplicar las herramientas para desafiar y cambiar esa creencia, lo que luego conducirá a un cambio de comportamiento.

La pornografía se convierte en una adicción cuando comienza a apoderarse de áreas de su vida. Por ejemplo, si te hace comprometer tus valores morales, causa problemas con tu libido o causa problemas con personas importantes en tu vida, entonces es hora de reconocer la adicción para que puedas liberarte.

9

Hablemos de consecuencias - entrenar al cerebro para que piense "consecuencias primero" es clave para liberarse

Cuando se trata de consecuencias, la mente masculina adolescente tiene algunos cables que no se conectan, literalmente. Anteriormente se creía que el desarrollo del cerebro se detenía alrededor de los diez años. Por lo tanto, se pensó que los adolescentes habían desarrollado completamente sus cerebros, pero carecían de experiencia, lo que explica su falta de previsión y desprecio por las consecuencias. Sin embargo, en los últimos años hemos descubierto que este no era el caso. De hecho, el cerebro no está completamente desarrollado hasta los veintitantos años. Antes, las conexiones neuronales son menos y no funcionan tan rápido. Este es especialmente el caso en la región del lóbulo frontal y, más específicamente, la corteza prefrontal.

La corteza prefrontal está profundamente involucrada en la toma de decisiones, la expresión de la personalidad, los procesos cognitivos complejos y la moderación del comportamiento. Se encontró que esta área del cerebro está subdesarrollada en los adolescentes. Las neuronas (células cerebrales) que lo componen no están bien mielinizadas. Piense en la mielina como el aislamiento de las neuronas: cuanto mejor aisladas están, más rápido van las señales. De ahí la parte del cerebro que modera el comportamiento y permite que el adulto piense en las consecuencias no está completamente desarrollado en los adolescentes. La región del cerebro que se supone que te hace preguntarte sobre las consecuencias no funciona tan bien cuando eres un adolescente. Es por eso que los adolescentes son propensos a comportamientos autodestructivos e irresponsables, sin tener en cuenta el resultado.

Cuando surgen patrones de comportamiento durante esta etapa de desarrollo, a veces persisten hasta la edad adulta.

Por lo tanto, incluso entonces no se cuestiona el hábito. Y estos patrones surgen porque los adolescentes son mucho más sensibles a las recompensas que los adultos, como ha descubierto un estudio de una universidad en Estados Unidos. Debido a que los adolescentes obtienen una recompensa al ver pornografía, ignoran por completo los posibles efectos negativos.

Una vez que eso se convierte en un hábito, es muy difícil de cambiar, incluso para un adulto.

. . .

La mente tiene que estar entrenada para pensar "las consecuencias antes que la emoción", "las consecuencias antes de la comodidad a corto plazo", "las consecuencias antes de la necesidad inmediata que está satisfaciendo".

Volver a entrenar la mente, e incluso el subconsciente, es posible, pero requiere mucho trabajo. Sabemos esto por el ejemplo relativamente común de personas que se han mudado de país (como turistas o permanentemente) y se han visto obligados a conducir en el lado opuesto de la carretera de lo que es natural para ellos. En esta situación, uno vuelve a entrenar rápidamente su mente (y su subconsciente) cuando se está aprendiendo a conducir en el lado opuesto de la carretera. ¿Por qué pueden volver a capacitarse tan rápidamente en esta situación? Lo hacen porque están plenamente convencidos de las consecuencias de no cambiar, fallar, olvidar o seguir los patrones naturales, cómodos y aprendidos. Por lo tanto, estar "completamente persuadido" es esencial para el adicto que quiere cambiar. Después de un período de tiempo relativamente corto, el nuevo comportamiento (como cuando se conduce en el lado opuesto de la carretera) se vuelve natural y el defecto automático.

CONSECUENCIAS

. . .

Entonces, ¿cuáles son algunas de las consecuencias de las que todo hombre debe ser consciente cuando se trata de pornografía?

Para él

Expectativas sexuales poco realistas

Decepción y aburrimiento con su pareja sexual actual o futura

"Engañar" a la pareja se vuelve más fácil ya que el cerebro ha sido entrenado para pensar que estoy aburrido entonces puedo seguir

Reducción de la libido: para respaldar esto hay ahora investigaciones

Incapacidad para ser excitado por relaciones sexuales reales de pareja

Sentido de vergüenza: pérdida del respeto por uno mismo

Pérdida del respeto de los niños, los padres y otras personas importantes

. . .

Pérdida de empleo

Para la significativa 'ella' en su vida

Sentirse comparado / inadecuado / sucio

Pérdida de la autoestima

Problemas corporales graves

Pérdida de confianza

Inseguridad

Perdido - sin saber cómo ser

Arrepentimiento por haber sido 'estafado
  Atrapado

Nunca estar seguro de dónde está su cabeza durante el sexo

. . .

Por la relación con su pareja

Pérdida de confianza en varias áreas

Su pareja siempre en alerta roja, preguntándose

Pérdida de conexión emocional y la intimidad

Pareja que tiene que (o no) desempeñar roles que no pertenecen a una relación íntima como mujer policía, sacerdote (confesor), perro guardián, socio responsable, confidente de secretos oscuros y sucios

Para paternidad

Es una vergüenza tratar de guiar a los hijos

Vergüenza por criar a las hijas (sabiendo que se están aprovechando de las hijas de otros hombres)

Al crear un camino, será difícil evitar que sus hijos lo sigan

. . .

Pérdida de respeto cuando se descubre y se expone

Enseñar la autojustificación y estar a la defensiva con sus hijos (en caso de que se enteren, y tratar de excusarse)

Enseñar a sus hijos a culpar a sus hijos a medida que cambian la razón de su hábito hacia los demás (a menudo, su esposa / pareja).

Para superar la gratificación instantánea, debe pensar en las consecuencias de sus acciones (ahora que sabe cuáles son) y en la forma en que su hábito está afectando a las personas que lo rodean. Es un proceso difícil porque la gratificación instantánea 'grita' en tu cabeza. Hace que tu mente lo desee y lo desee ahora. Debe resistir el impulso inicial y dedicar un segundo a pensar en ello. ¿Cómo se sentirían tus padres si pudieran verte ahora mismo? ¿Y tu pareja? ¿Y tus hijos? ¿De verdad vas a decepcionarlos tanto solo para que pueda obtener una solución rápida?

Necesita hacer estas preguntas. Necesita saber cuánto le está afectando esto. Cada vez que no quieres tener sexo con tu novia o esposa, ella se siente insegura y no deseada. Cada vez que estás teniendo sexo, ella se pregunta en quién estás pensando. Esto la afecta profundamente. Su relación con sus hijos también se ve afectada. ¿Te respetarían si supieran lo que estás haciendo? Todas estas son preguntas que debe hacerse antes de presionar el botón de reproducción. Una vez que se dé cuenta de a dónde lo lleva esto, será mucho más fácil dejar de hacerlo. Mírate a ti mismo desde otra perspectiva. Imagina la reacción de tu hijo cuando entra a la habitación y te ve. Imagínese cómo su hija verá a su padre si se enterara de lo que estaba haciendo. Imagínese cómo hará sentir a su esposa. Incluso si no está casado y no tiene hijos, tómese un segundo para imaginar lo que su novia va a pensar.

Por supuesto, en estos momentos de comprensión, también es bastante fácil echar la culpa. No es culpa tuya que estés viendo pornografía. Al igual que Pablo cuando comenzó su adicción, cediste a la presión de los compañeros. O tal vez, como Pablo, tu padre no te enseñó nada mejor. O, como Víctor, buscabas crianza. Las justificaciones pueden seguir y seguir. Tu esposa o novia no siempre está disponible, o estás estresado en el trabajo y necesitas un alivio.

La verdad es que todas estas racionalizaciones están ahí simplemente para ocultar la verdad: tienes un mal hábito y no quieres aceptarlo. Lamentablemente, no puede solucionarlo a menos que lo haga, por lo que debe dejar de ponerse excusas y comenzar a pensar en las consecuencias y asumir la responsabilidad. Eres responsable de tus propias decisiones y tienes el control de tu vida. Una vez que te das cuenta de eso, todo se vuelve mucho más fácil.

Quiero que sepa que su pasado no determina su futuro y

que los hábitos del pasado pueden convertirse en empoderamiento de su futuro y el de los demás.

Los estudios han demostrado repetidamente que nuestros cerebros no pueden diferenciar cuando realmente vemos algo o lo imaginamos. En otras palabras, si imagina las consecuencias de sus acciones antes de que sucedan, su cerebro reacciona de manera similar a como lo haría si realmente sucediera. Cuando comience a trabajar con su terapeuta o socio responsable para desarrollar un plan de libertad, debe incluir la visualización de las consecuencias.

En lugar de simplemente permitirles que crucen por su mente, haga una pausa por un momento y visualice la conversación con su ser querido a medida que ella aprende que está ocultando algo.

Continúe con esta visualización y su cerebro se volverá a conectar para sopesar las consecuencias antes de usar pornografía. Es importante tener en cuenta que, una vez más, su adicción no es un reflejo de su fuerza de voluntad, y estas visualizaciones deberían proporcionarle una comprensión saludable. No debe permitirse desanimarse o permitir que la culpa impida su progreso, si (o más probablemente, cuando) experimenta un retroceso.

. . .

Más de un hombre me ha dicho que la imagen mental del dolor en el rostro de su esposa ahora es suficiente para evitar que vuelvan a usar la pornografía. Visualiza esta imagen real y nunca más quieren volver a infligir tal dolor.

Como último comentario sobre este tema de las consecuencias, a veces es necesario ampliar el panorama de las consecuencias que uno está trayendo sobre su hábito.

Había estado trabajando con este hombre durante algún tiempo en su lucha contra su adicción a la pornografía y estábamos progresando bastante bien. Estaba empezando a enfrentarse a la idea de utilizar la visualización de las consecuencias para ayudarlo a ver a dónde lo llevaba esta adicción.

La mayor parte del tiempo lo estaba haciendo bien, pero de vez en cuando cometía un desliz, y una vez que lo hacía, prácticamente se complacía en su hábito durante una semana o dos.

En una sesión descubrí un poco más sobre sus hijos y le sugerí cómo sería la vida familiar si alguno de ellos lo sorprendiera en su computadora complaciendo su adicción. Hablamos un poco sobre esto y luego le sugerí que, cuando llegara el día de la boda de su hija, tal vez ella no quisiera que él la llevara por el pasillo si lo supiera sobre este lado de su vida. Eureka, finalmente tuvimos una consecuencia que consiguió la tracción para energizar su lucha por la libertad.

A veces, es necesario ampliar la perspectiva de las posibles consecuencias en el futuro para dinamizar los cambios buscados.

Consejos rápidos en este capítulo:

- Comprender las consecuencias es una parte importante de la batalla contra la adicción. Si utilizamos el diálogo interno para justificar nuestro comportamiento, perdemos la oportunidad de comprender las importantes consecuencias que nos impiden repetir un comportamiento tóxico.
- A medida que aprendemos las consecuencias, nos ayudan a desarrollar hábitos. Por ejemplo, rápidamente desarrollaremos el hábito de ir a un nuevo límite de velocidad si las leyes cambian (bueno, al menos esperamos que lo hagamos).
- Las consecuencias no solo las siente el que tiene el comportamiento tóxico. Con respecto a la pornografía, es probable que se vean consecuencias en todas las áreas de la relación desde la confianza hasta la intimidad. Su pareja también puede experimentar problemas de

autoestima, así como problemas con la intimidad, ya que sienten una sensación de traición o inseguridad.
- Visualizar las consecuencias de sus acciones antes de realizarlas puede mejorar en gran medida las posibilidades de que tome buenas decisiones. Con el tiempo, también puede crear un hábito en su cerebro; haciendo que su cerebro piense en las consecuencias antes de actuar.
- Usando la técnica de visualización de las consecuencias. combinado con el uso de la sustitución de comportamiento. puede ayudarle a reconfigurar su cerebro para crear mejores hábitos.

Consejo: si visualizas la situación en momentos en los que no estás tentado, podrías fortalecer esta conexión neuronal. También puede utilizar estos momentos sin la tentación de desarrollar planes sólidos para los momentos en que se sienta tentado. Algunos, sin embargo, notan que pensar en su hábito durante tiempos "normales" puede causar contratiempos. Averigüe si este consejo le funciona visualizando primero una situación completa de consecuencias mientras está en el automóvil u otra área donde la pornografía no sea accesible. Tome nota de sus emociones y reacciones durante este ejercicio. Una vez que se sienta cómodo, comience a pensar en comportamientos positivos que pueda cambiar por pornografía y piense en 'planes de salida' con anticipación, para cuando se sienta tentado.

10

Fusiones mentales: qué son y cómo funcionan en mi contra … y cómo pueden funcionar para mí

Prefiero interpretar este principio como «las neuronas que se activan juntas, se fusionan». Esto conlleva la idea de un vínculo extremadamente fuerte y casi permanente de dos cosas que no necesariamente pertenecen.

Este concepto resume el proceso que tiene lugar a lo largo de la vida, pero de manera más significativa en la primera infancia y durante la primera introducción a algo. Estoy hablando, por supuesto, de neuro plasticidad. Ya he explicado la base de esto antes, como probablemente recordará. La neuroplasticidad es responsable de que la infraestructura de tu cerebro esté en constante cambio y evolución. La afirmación anterior significa que cuando las conexiones entre neuronas se utilizan una y otra vez, se fortalecen o se fusionan.

. . .

Es como caminar por un campo: cuanto más recorre los mismos senderos, más fáciles de usar se vuelven, lo que los hace aún más fuertes. Si otras personas deciden caminar por el mismo campo, probablemente usarán los caminos que ya han creado. Así es como las neuronas adicionales pueden unirse a las conexiones establecidas y reforzarlas.

Una vez que se crean estas conexiones, es difícil romperlas. Sin embargo, con suficiente tiempo y determinación, esto es posible.

La neuroplasticidad es la capacidad de nuestro cerebro para cambiar. A lo largo de nuestras vidas, nuestras vías neuronales cambian según los hábitos que creamos y el entorno que nos rodea. Nuestras emociones, procesos de pensamiento e incluso el mapeo de nuestro cerebro son todos parte de la neuro plasticidad. Cuando comenzamos nuevos procesos, nuestro cerebro comienza a mapearlos después de que se repiten. Esto se debe a que la neuroplasticidad es parte del 'sistema de eficiencia' de nuestro cerebro, ya que busca hacer conexiones para ayudarnos a ser más eficientes.

En libro donde nos explican el poder de los hábitos, hablan de un hombre que había perdido la capacidad de formar recuerdos, pero aún podía encontrar el camino a casa después de caminar por el vecindario, y aún podía recuperar comida de su cocina cuando tenía hambre. Los investigadores determinaron que había creado hábitos o vías neuronales para estos comportamientos. En resumen, cuando el hombre experimentó un desencadenante, como tener hambre, su cerebro entró en modo de eficiencia y lo llevó a la cocina. Aunque no recordaba el evento después del hecho, su cerebro se aseguraba de que sus comportamientos fueran seguros y eficientes.

La historia en el libro debe ser un fuerte indicador de cuán poderosos pueden ser nuestros hábitos. El hecho de que podamos cambiarlos nos proporciona una inmensa cantidad de poder sobre nuestras propias vidas y cerebros.

Con este contexto, echemos un vistazo a algunos ejemplos de fusiones mentales que apoyan el hábito del uso de la pornografía.

Pablo fusionó su uso de la pornografía con ser "una alternativa segura a dormir alrededor". Como hijo de un ministro cristiano, no quería unirse a sus compañeros en la inmoralidad, por lo que justificó su uso de la pornografía con esta fusión mental.

Víctor, cuya madre tuvo una enfermedad grave cuando era muy joven, estaba desesperado por el cuidado y el consuelo maternal. Como un chico bastante joven descubrió la pornografía y en la etapa preadolescente desarrolló el hábito de acudir regularmente a imágenes pornográficas de pechos desnudos en busca de consuelo.

Para él, a esta temprana edad, no era sexual, se trataba de comodidad. Y así su cerebro fusionó la pornografía con la comodidad. Adam y su esposa vinieron a vernos al principio de su matrimonio después de que ella descubrió su adicción y quedó bastante herida por ella. No era ningún consuelo para ella que su adicción no tuviera nada que ver con ninguna falta en ella. Como hombre adulto, ¿por qué ahora iba al porno en busca de consuelo? El cerebro apoyó el hábito.

Gustavo justificó su uso del porno porque al usarlo, junto con la masturbación, el descubrió que podía mantener su vida de pensamiento mucho más respetuosa con los miembros del personal femenino con los que trabajaba.

Una vez que había "hecho lo suyo con la pornografía", no se encontró desnudando a las mujeres del personal con los ojos.

Gustavo había fusionado la pornografía con el autocontrol. Esto suena muy extraño, pero una vez más, el cerebro apoyó el hábito.

. . .

Pablo y Alfredo habían fusionado el porno con la relajación y el estrés.

... y así la lista puede continuar.

El problema con las fusiones mentales es que pueden fusionar dos cosas que no pertenecen lógica y prácticamente. Se siente "bien" porque esa es la forma en que se ha entrenado el cerebro. El desafío ahora al reconocer la fusión, es romperla separando los dos elementos y entrenando al cerebro para hacer nuevas fusiones. Para el cerebro que ha fusionado el uso de la pornografía con la relajación, debe ser entrenado con ideas repetidas de que la pornografía trae más problemas de los que alguna vez quisiste. La pornografía traerá estrés y decepción, no relajación. Y así.

Pasando a detectar la fusión mental, debemos luego disputarla con la realidad veraz y la tranquilidad, y luego desplazar esa fusión con otras saludables.

Aquí hay un par de ejemplos de nuevas fusiones en torno a la relajación. "La relajación proviene de estar en paz conmigo mismo y con mis seres queridos". "La verdadera relajación es la comodidad que siento al tener el control de mi vida y mi destino".

¿Por qué pasamos tanto tiempo discutiendo consecuencias en capítulos anteriores? Porque, hasta que el cerebro no empiece a formar nuevas fusiones mentales con las consecuencias que se derivan de esta adicción, pasará por defecto a las establecidas en la adolescencia (o primera introducción al porno). Cuando uno se ve obligado a conducir en el lado opuesto de la carretera para lo que han sido entrenados, instantáneamente comienzan a formar nuevas fusiones mentales para mantenerlos a salvo. Fusionan la conducción en el lado izquierdo (o derecho) de la carretera como "segura", "correcta", etc. ¿Por qué? Porque su vida depende de ello. Solo cuando el adicto se dé cuenta de que su vida (su matrimonio, respeto por sí mismo, etc.) depende de que cambie, rechazará activamente las fusiones mentales anteriores en torno al uso de la pornografía y entrenará su cerebro en nuevas fusiones.

Por cierto, ¿te diste cuenta de que las fusiones de estos hombres también se acercan mucho al argumento de la justificación que utilizan para acallar sus conciencias?

Consejos rápidos en este capítulo:

- Nuestro cerebro tiene 'neuro plasticidad' que nos permite crear conexiones. nuevo neuronal

- Nuestros hábitos son simplemente conexiones neuronales, compuestas por un disparador, un comportamiento y una recompensa que se han disparado juntos de manera constante.
- Es probable que tengamos patrones de pensamiento antiguos basados en conexiones que se establecieron hace mucho tiempo. A menudo, esta es la fuente de malos hábitos y adicciones.
- Nuestro cerebro utiliza hábitos para hacernos sentir "seguros", a medida que se vuelve más eficiente. Cuando cambiamos de hábitos por primera vez, debemos reconocer las conexiones en mal estado, o fusiones, que hemos creado previamente. Una vez que reconocemos las malas conexiones, podemos decidir qué y cómo cambiar.

11

Desencadenantes y la pendiente resbaladiza

Cada adicto tiene desencadenantes específicos que deben identificarse claramente, ya que esta es la parte superior de la pendiente resbaladiza para su reutilización.

El cerebro necesita ofrecer una alternativa a lo familiar, o los esfuerzos por cambiar y la fuerza de voluntad no se verán respaldados.

Alfredo, nuestro programador de computadoras, era un hombre felizmente casado con 3 hijos pequeños. Se había graduado de una universidad de la iglesia y estuvo activo en su iglesia local. Sin embargo, tenía un hábito de la pornografía de muchos, muchos años de duración, y su esposa finalmente lo había pillado. Ella estaba devastada e insistió en que él buscara ayuda.

Cuando Alfredo se abrió a mí, miramos los desencadenantes de los que necesitaba ser más consciente.

Para él, uno de los principales era la necesidad de relajar la mente durante su jornada laboral; la necesidad de distraerse.

A la hora del almuerzo, Alfredo se quedaba frente a su computadora y miraba la versión en línea de un importante periódico nacional. Sin embargo, aquí no es donde se quedó el dedo que hace clic con el mouse, ya que pronto estaría haciendo clic en enlaces que eventualmente lo llevaron a la pornografía. Lo que empezó con un complemento de traje de baño terminaría en una orgía.

Reconocer este desencadenante hizo que Alfredo Adalberto conciencia de cuándo era más vulnerable, pero también le abrió la oportunidad de encontrar una actividad alternativa para relajar la mente. Entonces, para Alfredo, caminar por la calle y comprar el periódico real para leer fue parte del paquete de soluciones que reunimos.

El principal detonante de Pablo fue también la necesidad de relajar su mente.
Sí, disfrutaba de la emoción sexual del porno, pero esa no era normalmente la primera razón por la que iba allí.

Como hombre que dirigía varios establecimientos minoristas y un sitio de comercio en Internet, el día entero de Pablo fue uno de mensajes de texto, correos electrónicos, toma de decisiones y discusiones. Reconoció solo dos actividades cuando su mente cambió totalmente: uno jugaba un deporte de equipo en particular y el otro miraba pornografía. No hay premios para determinar cuál de los dos es más fácil de acceder.

Para muchos hombres, los desencadenantes son:

- Solo a altas horas de la noche con acceso a una computadora
- Sentirse estresado y merecer un alivio del estrés
- Sentirse excitado
- Sentirse aburrido
- Sintiendo la necesidad de una recompensa
- Una pelea con su pareja

Una de las cosas que el adicto debe convencerse es 'No soy digno de confianza en esos lugares vulnerables'.

"No puedo confiar en mí mismo para mantenerme limpio".

Pablo, a quien conocimos antes, era un cristiano ferviente y se convirtió en un trabajador juvenil cristiano.

. . .

Sin embargo, las frustraciones con su doble vida lo llevaron tanto a renunciar a ser un trabajador juvenil como a alejarse de su fe. Tan adicto era él, que la vida que cognitivamente sabía que estaba mal para él, se convirtió en quien era.

Pablo vino a mí en busca de ayuda para librarme de la pornografía. Vivía con una chica encantadora con la que quería casarse. Después de ser honesto consigo mismo, se volvió honesto con su novia sobre su adicción a la pornografía.

Estábamos haciendo un buen progreso con nuestras sesiones y aceptó mi consejo de poner un paquete de software en la computadora de su casa que notificara a su novia cuando entraba en un sitio pornográfico. Este fue un gran elemento de disuasión. Sin embargo, cuando le sugerí que esto también tenía que estar en las computadoras de su trabajo, se resistió y dijo que su personal pensaría que se estaba exagerando un poco.

Bueno, probablemente puedas adivinar lo que pasó.

Trabajando hasta tarde en la oficina, Peter se encontraba visitando los sitios de pornografía demasiado familiares.

. . .

Y, por supuesto, como ocurre con muchos hombres que intentan liberarse, una vez que estuvo en los sitios, siguió adelante. "Voy a confesarle esto a mi novia, así que bien podría ver todo lo que pueda mientras soy travieso", era su racional.

Pablo tuvo que darse cuenta de que no podía confiar en sí mismo en ningún escenario en el que habitualmente había sido víctima de su adicción antes. Aprendió por las malas.

Conocer los factores desencadenantes es fundamental en la primera línea de defensa (prácticamente hablando) contra las caídas.

Llevando la ilustración de la pendiente resbaladiza más allá, el adicto necesita entender que la parte superior de la pendiente resbaladiza siempre está conectada a la parte inferior. Esto es clave al relacionar los desencadenantes con las consecuencias.

Así como los desencadenantes están en la cima de la pendiente resbaladiza, las consecuencias de esta adicción se encuentran en el fondo como un lago séptico y tóxico en el que nuestras relaciones, el respeto por uno mismo e incluso nuestros sueños pueden ser devorados y consumidos. A medida que los desencadenantes comienzan a activarse, el cerebro anticipa una gran cantidad de dopamina y no piensa realmente en las consecuencias resultantes. Y así es que el cerebro necesita ser entrenado para pensar en "consecuencias", no en emocionarse.

Para el adicto a la pornografía, en la parte inferior de la pendiente resbaladiza hay una serie de posibilidades que incluyen:

- Pérdida del respeto por uno mismo: Adalberto había estado luchando con una adicción a la pornografía durante años. Ya había perdido un matrimonio en el que se encontró incapaz de sentirse atraído sexualmente por su esposa. No se inscribió en un matrimonio que la hiciera sentir inadecuada y comparada, y donde prácticamente no había relaciones sexuales. Ella finalmente optó por no participar. Adalberto estaba trabajando en sí mismo y buscando romper esta adicción. Un día el estereotipo de 'un viejo sucio' entró en su lugar de trabajo, y la idea de convertirse en esa persona le disgustó tanto que se convenció por completo de que "no es lo que quiero ser". Ahora tenía una idea clave, alimentada por un deseo apasionado, de la que colgar todas las demás ideas que le habían dado.
- Pérdida del respeto de mi familia / hijos / amigos: Cristóbal tenía una adicción secreta a la pornografía de la que su esposa de unos 3 años no sabía nada. Devastada por descubrirlo, su esposa le pidió que admitiera este hábito ante

sus padres como parte de su requisito inicial para recuperar la confianza. Ponte en el lugar de Cristóbal y pregúntale cómo se habría sentido y qué tan pequeño debe haberse sentido.

- Pérdida de trabajo: Más de un educador senior ha perdido su trabajo (y el respeto de su comunidad) y se ha descubierto su adicción a la pornografía, y se requiere su renuncia.
- Más aislamiento del que jamás había imaginado: Desde que se descubrió su adicción a la pornografía, Cristóbal se ha encontrado desconectado de su esposa emocional y físicamente. Sí, es posible que todavía duerman en la misma cama, pero la sensación de aislamiento que se ha apoderado de él lo está aplastando. Hizo pornografía para sentirse conectado con personas que, en su mente, lo amaban y deseaban. Ahora el que lo amaba y deseaba está luchando por vivir con esta persona que tanto la ha lastimado.
- Acceso supervisado con mis hijos: Esto puede sonar un poco extremo como consecuencia. Sin embargo, si no se controla, una adicción a la pornografía puede llevar a un hombre a tal depravación que su ex esposa (y los tribunales) pueden determinar que esta es la única forma segura para que él vea a sus propios hijos. Puedo escuchar las burlas de los hombres mientras escribo esto ... pero ten cuidado. El hecho de que

esto no aparezca en las noticias de la noche no significa que no esté sucediendo.

- Pérdida de la intimidad real (sacrificada por intimidad de fantasía): Hacer el amor se trata de una experiencia general de conexión íntima; emocional y físico. No es solo un acto físico". El porno es un mundo de fantasía de placer físico que robará a un hombre la intimidad real con su compañero de vida. La intimidad de ser verdaderamente amado, atesorado, cuidado, comprendido, consolado y aceptado por quién eres. Esto nunca puede provenir de una pantalla de computadora o una revista. Y te lo quitará el que te ama / amaba antes de que se enterara de tu hiriente hábito.
- Pérdida de entusiasmo hacia la intimidad real: Eugenio compartió conmigo que, incluso después de varios meses de "buen" sexo con su nueva esposa, la idea de dedicarse al porno era más emocionante. Mientras exploramos esto juntos, descubrimos el efecto de la "molécula" que se mencionó anteriormente en el libro. Cuando era adolescente, usar la pornografía no solo había sido sexualmente excitante, sino que también existía la emoción adicional de 'hacer algo con lo que mis padres no estarían de acuerdo', 'salirse con la suya', 'llevar a cabo un desafío personal', etc. Estos factores de excitación añadidos ponen la emoción de anticipar hacer porno nuevamente más arriba

del termómetro que anticipar el sexo con su esposa.
- Pérdida del matrimonio y el impacto financiero de eso: Pagar por un buen asesoramiento y entrenamiento para superar este hábito será mucho más económico que un divorcio y ¡muchas menos personas salieron lastimadas!
- Esposa que se siente comparada, inadecuada, sucia, violada sexualmente, poco atractiva.
- Pérdida de libido: Como probablemente recordará, alrededor del 60% de los participantes en el estudio de la una muy importante universidad de Inglaterra, informaron haber disminuido la libido y la disfunción eréctil. Su libido se desplazó por completo hacia su mundo de fantasía. La evidencia documentada de esto aumenta con la disfunción eréctil que ahora se reconoce como uno de los impulsores de los hombres que buscan renunciar a su uso prolongado de la pornografía. Este es un resultado real del uso prolongado de pornografía.
- No estar excitado o sexualmente atraído por la esposa o pareja: Esta es la historia de muchos de mis clientes hombres. Oh, sí, todavía pueden hacer que todo funcione correctamente (la mayor parte del tiempo), pero los problemas de excitación son comunes porque el mundo de fantasía de la pornografía crea imágenes y expectativas poco realistas.

- El sexo normal se vuelve aburrido: El sexo normal en realidad requiere algo de esfuerzo. Hay un nivel saludable de juegos previos involucrados, cambiar poses, probar cosas nuevas, asegurarse de que la pareja sexual esté satisfecha y mucho más. Compare eso con la simplicidad inherente de ver pornografía. La gratificación es instantánea, no tienes que hacer nada al respecto y puedes vivir todas tus fantasías cuando quieras. El sexo normal se vuelve así aburrido, porque el hombre está encerrado en su mundo imaginario. Allí, obtiene lo que quiere, como él quiera, y no hay quien lo juzgue. No tiene que pensar en satisfacer a nadie más que a sí mismo. El problema con esto es que no es real. Es una ilusión. Esto causa problemas en la relación, hace surgir sentimientos de culpa y más.
- Un apetito sexual insatisfactorio que sigue buscando algo nuevo y generalmente más perverso.

Pablo me admitió que su apetito por la pornografía había cambiado a lo largo de los años, a medida que la pornografía "simple" se volvía aburrida y poco a poco se "graduó" en actividades sexuales cada vez más perversas.

. . .

Con este aluvión visual alimentándose y volviéndose residente en su cerebro, su expectativa de en qué participa su pareja se volvió cada vez más irreal y degradante.

Sin duda, está reconociendo que esta lista es prácticamente la misma que las consecuencias enumeradas anteriormente. Eso es porque lo es. Estas son las consecuencias en las que el cerebro del adicto tiene que aprender a concentrarse cuando surge la presión de darse un gusto.

En la cima de la pendiente resbaladiza están los detonantes. Por eso hay que reconocerlos, prepararlos y remediarlos, porque no hay forma de detenerse una vez que se ha superado el límite.

Recuerde a Pablo solo en su lugar de trabajo a altas horas de la noche sin protección de Internet en la computadora. Ya está parado en el precipicio de la pendiente resbaladiza solo por su situación física. Añada a eso el hecho de que el día había sido estresante, y tenía ganas de recompensarse con un poco de relajación y estaba perdido.

Intenta indagar profundamente para encontrar la razón por la que comenzaste a usar pornografía. Ahora, intente reconocer qué lo 'desencadena' hoy. Por ejemplo, es probable que se sienta más vulnerable a los malos hábitos después de un día estresante. Si este es el caso, puede trabajar con un socio responsable, entrenador, mentor o terapeuta para establecer una respuesta más saludable a los factores desencadenantes que aún lo hacen sentir recompensado.

Consejos rápidos en este capítulo:

- Los desencadenantes son las cosas que despiertan el deseo de que usemos pornografía. Difiere entre individuos, pero algunos sienten la necesidad después de un día estresante en el trabajo o una discusión con su pareja.
- Algunos experimentan un desencadenante cuando se exponen a la posibilidad. Dado que no existe un límite natural entre nosotros y el Internet ilimitado, a veces debemos crear nuestros propios límites mediante el uso de protección de software, etc. Si estar solo con acceso ilimitado es un desencadenante para usted, lea más en este capítulo para conocer las opciones que le ayudarán a conquistar el gatillo.
- Es cierto que algunos adictos se sienten no pueden confiar en sí mismos con acceso ilimitado a la computadora. Aunque es difícil de afrontar, es mejor que las consecuencias, y puede designar un socio responsable para que le ayude a realizar un seguimiento de su uso con programas de software específicos.
- Las consecuencias de usar pornografía son reales

y pueden ser devastadoras. Sin embargo, las consecuencias de una adicción a la pornografía son mayores. Las familias pueden destruirse, el empleo puede volverse más difícil y la confianza puede desaparecer. Cuanto antes reconozca las consecuencias, antes podrá Adalberto una decisión real de que la libertad es el camino correcto para usted. Cuando reconozca las consecuencias, asegúrese de visualizarlas antes de que sucedan, para que pueda desarrollar un plan de acción para prevenirlos de forma saludable.

- Las consecuencias son el fondo de la pendiente resbaladiza.

12

Se necesita fuerza de voluntad, pero no es suficiente en sí misma

¿Qué papel tiene la fuerza de voluntad en la lucha por la adicción? Creo que está principalmente en:

1. Reconocer los factores desencadenantes y alcanzar las alternativas

2. Ensayar las verdades en disputa necesarias para desplazar las creencias erróneas hasta que el subconsciente se vuelva a entrenar.

3. Enfocar el cerebro de la emoción a las consecuencias

Sin embargo, la fuerza de voluntad no es suficiente en sí misma. Cuando se usa como la única herramienta en el juego de herramientas, inevitablemente deja a muchos hombres sintiéndose derrotados y sin esperanza.

Entonces, ¿qué es lo que hace flaquear la fuerza de voluntad?

. . .

En primer lugar, la fuerza de voluntad flaquea debido a nuestros 5 enemigos enumerados en el acrónimo HALTS - hambriento, enojado, solo, cansado o estresado o enfermo. Por lo general, estos son los principales obstáculos para la fuerza de voluntad. ¿Por qué? Porque debilitan la resolución y dirigen a uno a buscar consuelo, alivio o distracción. También abren al adicto a la peligrosa mentalidad de "Me merezco esto".

La segunda razón por la que falla la fuerza de voluntad es que no tiene nada más que el deseo de cambiar para empoderarla o apoyarla. El deseo es un gran punto de partida. De hecho, la fuerza del deseo normalmente determinará la efectividad de la terapia y el coaching de vida. Una de las grandes preguntas que todo adicto debe hacerse es: "¿Qué tan convencido estoy de que mi vida será mejor sin esto?".

La tercera razón por la que la fuerza de voluntad por sí sola suele ser insuficiente para triunfar sobre esta adicción es que en sí misma no proporciona habilidades o alternativas para que el cerebro las alcance, en lugar de ese ratón o revista demasiado familiar.

El deseo de cambiar es crucial pero no es suficiente por sí solo.

. . .

¿Qué se necesita para empoderar mi fuerza de voluntad?

A su deseo se le deben agregar conocimientos y herramientas; conocimientos que ayudan cuando la fuerza de voluntad no es suficiente y herramientas que pueden usarse para ayudarnos a combatir la adicción. Considere las siguientes "herramientas" o consejos.

- Disputa las primeras creencias. Recuerde, su cerebro probablemente hizo esas viejas conexiones cuando era muy joven, y esas conexiones no estaban destinadas a continuar en el mundo de los adultos. Use su fuerza de voluntad para disputar estas primeras creencias y reemplazarlas por otras superiores y maduras.
- La terapia cognitivo-conductual es un enfoque que sugiere que nuestros pensamientos conducen a nuestras emociones y nuestras emociones conducen a nuestras acciones. Esto respalda que muchos otros han insinuado sobre los hábitos, que es que a nuestro cerebro se le ha enseñado a responder de una manera particular en busca de una recompensa o un subidón emocional. Por ejemplo, cuando nos estresamos, pensamos que necesitamos el subidón de dopamina que a menudo es la recompensa de la pornografía. Use su fuerza de voluntad para acumular otras

alternativas que estén fácilmente disponibles para liberar un flujo de dopamina.
- Darse cuenta y visualizar las consecuencias ayuda a nuestros cerebros a reconfigurarse y a considerar las consecuencias a largo plazo antes de tiempo. Este es otro ejercicio para el que puede aprovechar su fuerza de voluntad.
- Como se dijo anteriormente: "las neuronas que se activan juntas, se conectan juntas". En otras palabras, una vez que nuestro cerebro ha hecho asociaciones con un patrón particular tantas veces, continuará asociando las acciones juntas como un esfuerzo por ser eficiente. La buena noticia es que la neuro plasticidad nos permite reconfigurar estas conexiones haciendo que nuevas acciones se activan juntas. Esto crea nuevos hábitos. Nuestro deseo de cambiar puede aprovecharse para memorizar y ensayar las consecuencias de hacia dónde nos lleva este hábito.
- Ensayar las consecuencias en entornos estables (lejos de las tentaciones) puede ayudar a nuestro cerebro a crear nuevas asociaciones con la pornografía y sus consecuencias. Visualice las consecuencias antes de actuar, ya que la ciencia muestra poca diferencia en nuestra actividad cerebral entre imaginar y ver realmente. Esto le permite atajar el sistema mediante el uso de visualizaciones para lograr las conexiones más rápidamente.

- Permítase ver el dolor de hacia dónde se dirige si no se detiene. En lugar de desconectarse de las posibilidades, abrácelas y utilícelas como motivación para crear hábitos nuevos y más saludables.
- Separe los beneficios percibidos fusionados con la pornografía. Una vez más, recuerde que es probable que los beneficios estuvieran asociados en un momento de su juventud, y es hora de crear asociaciones nuevas y más saludables que reflejen las consecuencias.
- Altere el diálogo interno. Nunca uses el diálogo interno como una justificación. Úselo para animarse a sí mismo acerca de la libertad que puede obtener de su adicción.
- Desplazar las primeras creencias erróneas y el diálogo interno.

La 'brigada de la fuerza de voluntad' inevitablemente intentará y presentará simplemente detenerlo ',' crecer y actuar de manera más responsable ',' esforzarse más 'u otras respuestas cliché.

Y aquí es cuando la fuerza de voluntad flaquea y el desánimo se instala. Más bien, vea su fuerza de voluntad como una parte esencial del proceso de cambio, pero comprenda que el empoderamiento para cambiar proviene de cambiar los lazos neuronales que existen.

. . .

Cuando el deseo y la fuerza de voluntad se quedan cortos, las siguientes herramientas pueden ser útiles para prevenir una recaída o mantener a raya la adicción:

- software de protección de Internet.
- un socio responsable con el que serás 1) realmente honesto y 2) OK para acercarte en medio de la tentación.
- actividades alternativas que proporcionarán una gran parte de lo que el adicto a la pornografía obtiene de su indulgencia. Aquí es específicamente donde entra en juego el reemplazo del comportamiento rutinario que hemos mencionado anteriormente. Sus actividades alternativas deben ser cosas que pueda hacer cuando experimente un desencadenante que normalmente conduciría al uso de pornografía.

En la lucha contra la adicción a la pornografía, puedo asegurarles que la ignorancia no es una bendición.

Gustavo es un alto ejecutivo y un orador motivacional.

Tenía una adicción a la pornografía de larga data que todavía se permitía regularmente. Su esposa se sienta allí escuchándolo dirigirse al público como un orador motivacional y piensa para sí misma "qué hipócrita". En mi primera sesión con Gustavo, mencioné uno de los paquetes de software de protección de Internet que están disponibles. Este paquete envía una notificación por correo electrónico a una persona designada cada vez que el usuario accede a un sitio sospechoso. Para mi sorpresa, este hombre, que dirige una organización que se ve a sí misma apoyando los valores familiares tradicionales, ni siquiera sabía que existían tales paquetes de software. La ignorancia no es una bendición, te lo puedo asegurar.

Utilice la fuerza de voluntad en la parte superior de la pendiente resbaladiza.

La pendiente resbaladiza es un concepto que es importante que cualquier adicto comprenda. La mejor ilustración para fortalecer este concepto es la de los alpinistas que llevan picos de hielo para auto detención en caso de perder el equilibrio.

Solo tienen un breve instante de tiempo para empujar ese picahielo en el glaciar o la pared de la roca, para detener su caída antes de que el impulso sea demasiado grande. Una vez que el impulso se ha acumulado hasta cierto nivel, el picahielos es inútil.

. . .

Recuerde, caer en esta adicción es como caer por una pendiente resbaladiza sin forma de detener el descenso.

Cuanto más avancemos por la pendiente resbaladiza, más difícil será para la fuerza de voluntad conseguir tracción.

Es lo mismo con los adictos. Deben detenerse por sí mismos en la parte superior de la pendiente resbaladiza o, de lo contrario, el impulso será demasiado grande. Permitirán su hábito una vez más y luego sentirán el arrepentimiento y la desesperanza que sigue.

Dejado a sus propios recursos inadecuados, este tirón se volverá cada vez más fuerte (como la pendiente resbaladiza cada vez más empinada), hasta el punto de que no puede detener la caída. Por eso es importante conocer sus factores desencadenantes; esas situaciones, sentimientos u otros aspectos que sabes que terminarán en que vayas allí.

Consejos rápidos en este capítulo:

- Aunque se necesita fuerza de voluntad para combatir una adicción, no es suficiente por sí sola. Su adicción no significa que no tenga suficiente fuerza de voluntad. Simplemente

tienes que combinar la fuerza de voluntad con otras herramientas para lograr tus objetivos.
- La fuerza de voluntad flaquea debido a nuestros cinco enemigos enumerados en el anacronismo HALTS - Hambriento, enojado, solo, cansado o estresado / enfermo. Cuando estas cosas golpean, otras herramientas deben combinarse con la fuerza de voluntad. Como explican en el libro del poder del hábito, debemos crear planes de acción antes de enfrentarnos a situaciones estresantes.
- Disputa las creencias tempranas creadas por los viejos procesos de pensamiento y sustituyelas por una verdad superior.
- La adicción es una pendiente resbaladiza, y si se deja a la simple fuerza de voluntad, es probable que uno recaiga y se decepcione. Sin embargo, cuando se combina con las herramientas adecuadas, como el software de monitoreo de Internet y los procesos de cambio de pensamiento mencionados, la fuerza de voluntad puede ser la motivación que lo lleve hacia la libertad.

13

La sociedad ya no proporciona la barrera invisible

Había estado trabajando con Eugenio durante algún tiempo. Vino a mí algo frustrado ante la idea de posiblemente tener que vivir el resto de su vida con acceso restringido a Internet para ayudarlo a mantenerse libre de la pornografía. Fue en esta sesión que le presenté la idea de que la sociedad ya no ofrece la barrera invisible que alguna vez ofreció para mantener a sus jóvenes libres de la tentación del porno. Más de su historia más adelante, pero por ahora permítanme dibujar una ilustración de lo que quiero decir con una barrera invisible.

Yo crecí en una granja de ovejas y carne de res, y en nuestra puerta principal (en la carretera), había una parada de ganado.

. . .

Ahora, para aquellos de ustedes que no saben a qué me refiero, una 'parada de ganado' es un hoyo en el suelo del ancho del camino de la puerta por aproximadamente 2 m de largo y 0.75 m de profundidad. A través de este pozo se colocaron fuertes vigas de madera de aproximadamente 100 mm de ancho con espacios de aproximadamente 100 mm en el medio. Podríamos pasar por encima de esto, montar nuestras bicicletas sobre él e incluso caminar sobre él con cuidado. De hecho, recuerdo un par de accidentes en los que calculé mal mi equilibrio o intente cruzar con mi bicicleta en un ángulo. Ambos resultaron en dolor: cuando la rueda delantera de una bicicleta cae entre dos de las vigas, una vuela sobre el manubrio, y cuando las piernas de un niño caen a ambos lados de una viga de madera ... bueno, la mayoría de ustedes simplemente se encogen y saben el resto.

Hay una razón para mi autoindulgente ilustración infantil de "explosión del pasado", así que espera allí.

A todos los efectos, una parada de ganado parece una puerta abierta, sin embargo, el ganado (ganado, etc.) no pasa por ella. Todas las demás cercas de ganado son de naturaleza vertical, pero la parada de ganado es una barrera horizontal, casi invisible, que el ganado reconoce como algo que no puede cruzar.

. . .

Ahora el ganado realmente no reconoce el hecho de que más allá de esa parada de ganado (sí, se llama parada de ganado, aunque también es para otros animales) hay tráfico que viaja a 100 km por hora que probablemente los matará si chocan con eso. Simplemente saben en sus cerebros que no pueden negociar sobre esto.

La sociedad solía proporcionar tal barrera entre nuestros niños, adolescentes y hombres y el uso de la pornografía.

Esa barrera eran los sentimientos de vergüenza, vergüenza y exposición que el individuo sentiría si cruzara esa barrera para acceder a la pornografía. Esa barrera era caminar hasta el cajero de una tienda y hacer que vieran qué revista estaba comprando, o ingresar a la sección R18 de una tienda de videos, seleccionar un video / DVD pornográfico y caminar hasta el cajero para pagarlo. Ahora sé que muchos hombres no tuvieron problemas para cruzar estas líneas, como lo demuestra el éxito de la industria del porno antes de Internet.

En la tienda de revistas, las revistas pornográficas estaban en la parte superior de los puestos de revistas, muy por encima del nivel visual de la línea visual natural de la mayoría de los preadolescentes y los primeros adolescentes.

Ahora, cada niño con un teléfono inteligente, computadora u otro dispositivo es vulnerable a cualquier imagen pornográfica que venga ante sus ojos.

Sin embargo, el punto aquí es que esa barrera invisible mantuvo a muchos, muchos niños y adolescentes alejados del viaje juvenil de la curiosidad hacia la pornografía. En la era de Internet, esa barrera ya no existe. Ningún dependiente de tienda está mirando a un niño que compra una revista cuando hace clic con el mouse; no hay una "zona de la vergüenza" a la que se deba entrar y dejar como una habitación especial en una tienda de videos. Todo lo que hay que hacer es seguir haciendo clic en privado. No hay camino de vergüenza entre un puesto de revistas y una caja, todo lo que hay que hacer es entrar en la habitación y cerrar la puerta. No, la sociedad ya no puede proporcionar esa barrera invisible.

Para los hombres que quieren liberarse de su hábito o adicción, o el padre que quiere proteger a sus hijos, depende de ellos crear esa barrera invisible porque nuestra cultura / sociedad ya no lo hace por nosotros.

Así que, volviendo a la historia de Eugenio, estuve hablando con él un día cuando tenía tres meses de matrimonio.

Él había ingenuamente creído que casarse rompería el tirón de la pornografía en su vida y se sorprendió al darse cuenta de que una noche cuando su nueva esposa estaba fuera, se encontró en su computadora yendo a lugares que sabía que no debería. Estaba usando su computadora porque su teléfono y su computadora portátil estaban "bloqueados" con filtros anti-pornografía. Durante nuestra discusión, expresó la frustración de posiblemente enfrentar una vida de tener que tener filtros en sus dispositivos, o no tener acceso a Internet.

Fue en este punto que introduje esta verdad en la discusión: la sociedad ya no proporciona esa barrera invisible, por lo que no es una derrota tener que imponer su propia barrera, ¡es simplemente inteligente! Encontró esto increíblemente útil y lo comparó con alcohólicos recuperados que tuvieron que llorar la bebida social con sus compañeros y las visitas casuales al pub, porque saben que no pueden confiar en sí mismos en tal circunstancia.

Hubo otro punto interesante que este joven compartió conmigo. Tiene varios amigos de su edad que no hacían pornografía cuando eran adolescentes y ahora no tienen ningún problema con eso. Su cerebro había sido entrenado para dirigir su impulso sexual masculino a la pornografía, mientras que ellos habían aprendido a manejarlo de otra manera.

No podía confiar en sí mismo con acceso a Internet sin protección, mientras que para ellos no era un problema.

. . .

Como dije en la introducción, este no es un libro sobre moralidad, ni sobre el bien y el mal. Se trata de la libertad para elegir y las herramientas para permitir el cambio para quienes lo deseen. Para la mente joven de la "cera suave", la introducción temprana a la pornografía puede formar un surco demasiado profundo para cambiar solo por elección, y aquí está el por qué. Cada neurona de su cerebro se puede conectar a hasta 10,000 neuronas más.

El proceso de formar esas conexiones es mucho más intensivo cuando eres joven y, por lo general, sienta las bases de la clase de persona en la que te convertirás. Por supuesto, cambian drásticamente a lo largo de tu vida, pero algunos rasgos de tu personalidad persisten a lo largo de los años. Si accidentalmente (o de otra manera) se introduce pornografía en su mundo a una edad temprana, crea un ritmo que puede ser igual de persistente. En cierto sentido, no puedes imaginar tu vida sin ver pornografía porque te has acostumbrado tanto. Estos surcos malsanos se pueden formar a partir de cualquier cosa. Para algunos es pornografía, mientras que para otros puede ser café, tabaco o incluso alcohol. Esto hace cambiar la actitud malsana es extremadamente difícil. Afortunadamente, con el advenimiento de la PNL, la TCC y otras técnicas efectivas similares, hemos aprendido cómo lidiar con esos problemas y programar nuestro cerebro para una perspectiva más saludable. Pero simplemente querer hacerlo no es suficiente.

. . .

Otro punto a destacar aquí sobre el tema de esa "barrera invisible" es que lo que una generación permite, la siguiente lo toma como normal. Permítanme ilustrar y luego explicar.

Crecí amando el rugby; jugando hasta mi adolescencia y viendo partidos importantes en la televisión. A lo largo de todos los años de juego, y luego durante una década más o menos, levantar en el lineout fue ilegal. El levantamiento fue cuando uno o más jugadores ayudaron a un saltador del lineout a saltar más alto para competir por la pelota. Como dije, esto siempre había sido una infracción de las reglas por las que uno era penalizado (si los atrapaban). Después de pasar un tiempo trabajando en Uganda y regresar a Nueva Zelanda, una de mis prioridades era ver un partido de rugby en la televisión; el primero durante demasiado tiempo. Me asombró bastante ver a los jugadores que se levantaban en los lineouts para disputar el balón y los árbitros lo permitían. Verá, en esos años de no observar el juego las reglas habían cambiado: levantar ahora era legal y parte del juego.

Los jóvenes que crecen hoy en día y juegan o ven rugby creen que el levantamiento de pesas es parte del juego; es normal. Lo que cambió una generación de legisladores, se convirtió en algo normal para la siguiente.

Ahora, el punto que quiero señalar, y para que lo considere el lector, es que la generación actual de jóvenes con sus teléfonos inteligentes, computadoras portátiles, etc., cree que el acceso ilimitado a Internet es normal. De hecho, es normal.

Me pregunto qué pasaría si toda una generación de padres decidiera que la nueva normalidad es el acceso protegido a Internet para sus hijos. Si los padres tuvieran filtros en su acceso a Internet de forma normal, y sus hijos tuvieran lo mismo. ¿Podríamos realmente comenzar a ver cómo se frena esta enfermedad social desenfrenada? Si los padres de esta generación hicieran este cambio, sería natural para la siguiente. Esa es una declaración valiente y posiblemente una esperanza poco realista, pero déjeme recordarle que si nada cambia ... nada cambia.

Ahora les recuerdo que no se trata de moralidad, ni de bien ni de mal; se trata de la libertad de elegir cuando el cerebro está lo suficientemente desarrollado para elegir.

Para el joven cerebro masculino introducido a la pornografía en esa etapa de despertar sexual, es casi como si no tuvieran otra opción; la industria del porno está tomando esa decisión por ellos.

Consejos rápidos en este capítulo:

- Las barreras invisibles creadas por la sociedad alguna vez impidieron que la pornografía fuera tan fácilmente accesible. Por ejemplo, ya no es necesario realizar un viaje embarazoso a la línea de pago después de elegir una revista. Internet,

sin ningún software de filtrado, elimina la barrera natural de modo que debemos crear una por nuestra cuenta, en caso de que nos encontremos con dificultades.
- Las "normas" culturales cambian a lo largo de los años. En los años 50, no se podía mencionar el sexo en público sin una cara roja de vergüenza. Sin embargo, lo que una generación permite, la siguiente lo aceptará como normal. Esto ha demostrado ser cierto para la pornografía a medida que se vuelve más abundante.
- Con una exposición temprana a la pornografía, es probable que uno tenga hábitos que se han construido durante años. Estos hábitos son demasiado difíciles de cambiar solo para la fuerza de voluntad, y las herramientas mencionadas anteriormente son de suma importancia para cambiar estos hábitos.
- Si la "nueva normalidad" fuera el acceso restringido a Internet hasta la edad de, digamos 18 años, ¿podría detenerse esta creciente ola de adicción a la pornografía?

14

El camino hacia la libertad personal

COMPRENDER SU PROGRAMACIÓN: **Sepa que es su programación psicológica la que está bloqueando su capacidad para cambiar.**

La adicción te quita la libertad. Mientras no puedas controlar tus impulsos, nunca podrás ser libre. La parte triste es que, en muchos casos, el camino hacia su adicción no está pavimentado por usted. Dicho esto, usted sigue siendo responsable del resultado. Tienes el poder de cambiar, y si no lo haces, eso depende de ti. El psicoanálisis clásico tiende a culpar de todo a los padres y al desarrollo de la primera infancia, pero la verdad es que tenemos el poder de cambiar. Nuestros cerebros están conectados de tal manera que podemos lograrlo. El cambio no es fácil, pero a veces es necesario si queremos vivir una vida plena.

Sin embargo, primero debemos estar seguros de que queremos cambiar. Si realmente no quiere cambiar, no lo hará. Puedes intentar engañar a la gente que te rodea por un tiempo, e incluso podría funcionar, pero al final siempre recaerá en su estado inicial porque no quiere cambiar.

En caso de que decida que es hora de modificar su visión del mundo y su comportamiento, una vez que comienza el proceso, no hay vuelta atrás. Al igual que una vez que aprendes a leer, no puedes "desaprenderlo", ver cómo tu comportamiento afecta a los demás no puede pasar "desapercibido". Tu motivación para cambiar se vuelve pura y, por lo tanto, comienzas a alterar tu programación predeterminada.

Su programación predeterminada incluye las creencias erróneas que tiene sobre el uso de la pornografía, los factores de justificación que utiliza las fusiones mentales que se han formado y el diálogo interno que proviene de ellos. Cuando su programación se divide en estas categorías, se puede disputar y alterar mediante la aplicación de la verdad y la realidad a las partes más íntimas de su psique. Usamos el enfoque de:

Detectar la mentira (la creencia errónea, la justificación o la fusión)

. . .

¡Es hora de que tú y el que te ayude a convertirte en un detective tenaz e incansablemente persistente! Es como en esos misterios de asesinatos, o en los grandes dramas en los que el héroe tiene que averiguar qué es lo que realmente está sucediendo para poder salvar el día. Tienes que seguir investigando y examinando la evidencia.

Algunos aspectos de su vínculo neuronal que pensó que le darían el gran avance pueden no serlo. Bueno, no te desanimes por esto. Sea como uno de los inventores más importantes de la historia, que se aferró firmemente a la comprender que cada falla encontrada lo acerca un paso más al éxito.

¡Con persistencia, se encontrará al principal sospechoso!

Disputa la mentira con la verdad, las consecuencias y la realidad

Reconocer el pensamiento y las creencias defectuosas es solo el comienzo.

Ahora la lucha comienza por disputar esta mentira o incredulidad con la verdad sobre la situación y adónde te lleva esto. Disputa, disputa, disputa. Es como tener que conducir por el lado opuesto de la carretera; tu mente cognitiva tiene que disputar tu programación constantemente para mantenerte a salvo.

Al continuar la disputa con una visión superior, eventualmente cambia su programación para que lo desconocido (decir no a la pornografía) se vuelva natural.

Desplazar la mentira por la verdad: una creencia nueva y real, o fusión mental.

Este es el resultado de la continua disputa del pensamiento erróneo con la verdad y la realidad. La mentira se desplaza y ya no forma parte de su sistema predeterminado.

A riesgo de sonar repetitivo, el problema no son sus niveles de testosterona, es su cerebro. Arregla el cerebro, arregla el problema.

IDENTIFICAR EL PAGO - Sepa lo que hay para usted

Una de las razones por las que no cambiamos es porque puede haber una "ganancia secundaria" o una recompensa por permanecer igual. Inconscientemente decidimos permanecer como somos, ya que experimentamos ciertos beneficios al permanecer fieles a nuestras creencias erróneas. Por ejemplo, la rabia puede darnos esa falsa sensación de poder o control; la ansiedad puede darnos esa falsa sensación de seguridad; una adicción puede darnos una sensación de comodidad o desestresarnos; el pensamiento resentido puede darnos la sensación de desquitarnos, etc.

Entonces, "¿qué gano yo con esto?" es la pregunta que toda persona que busca un cambio debe hacerse, como reflexionan sobre qué es lo que quieren cambiar y por qué quieren que se produzca este cambio. Esto a su vez nos da una idea del beneficio bajo el beneficio sexual percibido e identifica el vacío que tendrá que ser llenado por otros medios si vamos a cambiar.

Los vacíos en nuestras vidas siempre buscan algo para llenarlos.

Cualquiera que sea el vacío que se creará al detener el uso de la pornografía, debe llenarse con otra alternativa igualmente alcanzable. Encuentra la recompensa, descubre alternativas y ponlas en práctica antes de intentar prescindir de ellas.

CONVENCERSE DEL PELIGRO de no cambiar

. . .

La gente puede decir que quiere un cambio, pero la pregunta es: ¿en qué grado? El cambio puede ser muy rápido una vez que estamos completamente persuadidos.

Cuando estamos en un país que conduce por el lado opuesto de la carretera, estamos completamente convencidos de la necesidad de cambiar instantáneamente. ¿Por qué? Porque es demasiado peligroso permanecer igual.

Cuando un hombre o una mujer deciden que es demasiado peligroso (para ellos mismos o para sus relaciones) permanecer igual, cambiarán.

Cristóbal tuvo un progreso extremadamente rápido en su viaje para salir de la adicción a la pornografía.

Era un hábito que se había entregado desde la adolescencia y se las arregló para mantenerlo completamente oculto. Al ser descubierto por su esposa, su mirada de absoluto dolor y traición quedó tan grabada en su mente, que instantáneamente se convenció por completo de que nunca jamás quiso causarle ese tipo de dolor otra vez.

. . .

CONVÉNZASE DE QUE ES EL PODER DE LA VERDAD QUE EMPODERA EL CAMBIO PERMANENTE, NO EL "INTENTARLO CON MÁS FUERZA"

Nuestras mentes están formadas por vías neurológicas: patrones de pensamiento que nos son familiares y que son nuestros predeterminados. Son como surcos profundos en una pista para bicicletas embarrada. No importa cuánto lo intentemos, parece que no podemos superarlos sin deslizarse. Eso es lo que está en nuestra mente. Nos deslizamos hacia lo familiar con facilidad. Nuestra mente necesita nuevas percepciones para ofrecerle otra opción, para corregir la creencia errónea, para formar una nueva fusión o detener la caída en viejos patrones.

A estas percepciones las llamamos percepciones de verdad o afirmaciones positivas.

Necesitamos estar completamente persuadidos de que estas ideas son la verdad que necesitamos. Cuando los memorizamos y ensayamos una y otra vez, se volverán automáticos. Por lo tanto, comenzaremos a cortar nuevos surcos (vías neurológicas) para que nuestro pensamiento las siga.

. . .

Sin estas percepciones, nuestra mente no tiene una respuesta alternativa que ofrecer ni a sí misma ni a nuestras emociones.

ESTÉ PREPARADO PARA UN POCO DE PERSPIRACIÓN - El cambio es un trabajo duro

El cambio requiere un esfuerzo mental y emocional. La confianza debe arriesgarse y establecerse. Donde hay riesgo y esfuerzo, a menudo hay decepción. ¿Por qué te molestarías en intentarlo? Si algo no está roto, no lo arregles, ¿verdad? Pero ese es el problema, algo está roto y tienes que arreglarlo. La buena noticia es que hay pasos que puede seguir para facilitar el proceso. Puede haber mucho trabajo involucrado, pero vale la pena.

Primero debe comenzar con la planificación.

Reúna todas las ideas que faltan, consiga un entrenador, mentor o consejero, lea un poco, haga algunas llamadas telefónicas y esté preparado para pagar el costo. Tenga en cuenta que a menudo el precio que paga para recuperarse de su adicción es mucho menor que el costo de un posible divorcio.

. . .

A continuación, memorice los nuevos conocimientos. Los surcos neurológicos que usas por defecto son muy profundos, y ofrecerle a tu mente nuevos surcos por los que descender requerirá algo de tiempo y esfuerzo. Debe comenzar a confiar en sus conocimientos antes de que se sientan normales. También tendrá que memorizarlos bien e implementarlos cada vez que sienta la necesidad.

Una vez que domines eso, imagina los resultados potenciales más negativos y vergonzosos de tu hábito para crear una fuerte respuesta emocional contra el hábito.

Finalmente, pase a las situaciones más positivas que pueda imaginar que resultarían de su recuperación. Este proceso establecería límites claros de lo que desea evitar, lo que lo llevaría allí y a dónde realmente quieres ir. No será fácil de lograr, pero vale la pena.

TENGA EN CUENTA LA DIFERENCIA ENTRE SU MENTE EMOCIONAL Y SU MENTE LÓGICA

La mente emocional es la que necesita ser persuadida para permitir un cambio permanente. Es el que anula la lógica, la conciencia de las consecuencias y las resoluciones de Año Nuevo. Es como un niño pequeño que quiere satisfacer sus necesidades de inmediato. Siempre busca el camino de menor resistencia. Busca atajos y no soporta molestias.

Es la personificación de todos nuestros instintos básicos.

La mente emocional sólo se persuade con la aplicación de conocimientos cognitivos en los que se confía con tanta fuerza que anularán el valor predeterminado natural.

Piense de nuevo en la ilustración de conducir en el lado opuesto de la carretera de lo que es normal; tu mente emocional está gritando "esto es una locura, esto es peligroso..." mientras que tu mente cognitiva tiene que anular esto con constantes garantías internas e incluso verbales de que "esto es seguro", "de aquí es de donde viene el tráfico ahora ", etc.

Consejos rápidos en este capítulo:

- El cambio permanente y sostenible solo es posible cuando el que está dispuesto a cambiar se ha preparado por completo. Hasta que tengamos conocimientos y habilidades de calidad que antes no teníamos, no podemos cambiar los hábitos que teníamos anteriormente. fueron incapaces de cambiar.

- Nuestras primeras creencias son a menudo las más fuertes, por lo que deben salir a la superficie y discutirse.
- Los adultos generalmente no cambian, hasta que el dolor de permanecer igual supera el dolor que se necesita para cambiar. Visualiza tú las consecuencias para comenzar sus cambios más temprano que tarde.
- El costo de un asesoramiento sobre adicciones es mucho más barato que el costo de un divorcio, por lo que vale la pena darse cuenta de su adicción y vencerla. Es mucho mejor mejorar su matrimonio y liberarse de la adicción, que permitir que la adicción cause más daño a su vida.
- Comprenda lo que le ofrece. Encuentre alternativas fácilmente alcanzables para llenar el vacío que se creará en su vida cuando rompa el hábito.
- Permítase ser completamente persuadido por sus nuevas creencias.
- Entienda que esforzarse más no lo hace lograr cualquier cosa sin las herramientas adecuadas.
- Esté preparado para hacer un esfuerzo mental y emocional.
- Visualice la situación difícil y practique el diálogo interno adecuado y las garantías internas necesarias para lidiar con ella.

15

Una estrategia para avanzar hacia la libertad

Al cerrar este libro, todo dentro de mí quiere trazar cinco pasos hacia la libertad, o seis reglas para el éxito, o alguna otra solución simple para la persona atrapada en esta adicción. La realidad y la experiencia me dicen que no es tan simple. Lo que he buscado hacer en los capítulos anteriores le ayudarán en un viaje de descubrimiento y comprensión. Los viajes de los personajes estudiados, junto con los principios cubiertos, están ahí para mostrar e ilustrar el camino hacia la libertad.

Comprenda que la clave del poder es adquirir conocimiento, agregar comprensión a ese conocimiento y luego agregar la aplicación de esa comprensión. Déjame ilustrarte.

Estoy seguro de que la humanidad rápidamente adquirió el conocimiento de que los arroyos se pueden condenar construyendo barreras de rocas o tierra para detener el libre flujo del agua. Cuando esas barreras se rompieron, el agua se liberó con mayor fuerza que el flujo normal de agua, o cuando ese depósito de agua se canalizó hacia un flujo más concentrado tenía más poder. El conocimiento y la comprensión de la humanidad estaban creciendo. Entonces como civilización desarrollar esta comprensión se aplicó de muchas maneras. Ya sea para hacer girar una rueda hidráulica o una turbina hidroeléctrica, o algún otro uso de la fuerza del agua, el hombre aprovechó el conocimiento, la comprensión y la aplicación para lograr el cambio y el desarrollo.

A medida que se desarrollaba Nueva Zelanda, se talaba mucha madera en áreas aisladas y escarpadas. Una de las formas de sacar los troncos de estos lugares era construir presas temporales, mover los troncos a las áreas aguas abajo y luego soltar repentinamente el agua maldita. La pared de agua que descendía por el valle recogió enormes troncos y los llevó a los ríos donde podrían recuperarse más fácilmente para molerlos.

El conocimiento combinado con la comprensión, aplicado de la manera correcta, produjo poder.

De la misma manera, este libro ha tratado de dar conocimiento sobre cómo la programación y el vínculo neuronal de uno los ha mantenido en su adicción. Luego, he comprendido cómo esto está funcionando en su contra, pero, lo que es más importante, cómo los nuevos vínculos neuronales pueden funcionar para usted para romper el control de su adicción.

La libertad vendrá a través de la aplicación de los conocimientos adquiridos en este libro. Le llegará a través de su identificación con el viaje de los demás en este libro, la comprensión del vínculo neuronal que ha ocurrido en sus vidas y la aplicación de los principios aprendidos a su vida.

Así que ahora vamos a diseñar una estrategia para que puedas avanzar hacia la libertad.

En general, hemos discutido la preparación necesaria para que su cerebro comience su viaje hacia la libertad. Hemos hablado de por qué su cerebro lo engaña cuando intenta cambiar un hábito y cómo podemos formar nuevos hábitos. También discutimos que simplemente cambiar los hábitos no garantiza que se mantendrán ', y hemos abordado el diálogo interno y cómo estar preparados para la inevitable tentación.

Con su terapeuta, entrenador, mentor, ser querido o socio responsable, siga la estrategia de seis pasos que se detalla a continuación mientras comienza su viaje hacia la libertad. Consulte los puntos clave de los capítulos anteriores, especialmente los "Consejos rápidos", al final de cada uno, para que sus herramientas permanezcan afiladas y el camino hacia la libertad permanezca fresco en su mente.

Descubra las razones bajo la razón, las creencias, fusiones, desencadenantes y factores de justificación que sustentan este hábito. Descubre cuál es la otra necesidad de que la pornografía se encuentre en tu vida. Hasta que hagas esto, es como intentar apagar un fuego aspirando el humo. Le sugiero que deba ir a un consejero que comprenda y use CBT, NLP y similares. Una vez que se haya descubierto la programación defectuosa, insista en que su consejero le brinde nuevas garantías y conocimientos profundos para contrarrestar esta programación profundamente arraigada. Lamento decir esto, pero si su consejero no está preparado para escribir ideas y estrategias clave de sus sesiones, ¿cómo esperan realmente que usted esté prácticamente capacitado para cambiar?

Le sugiero que lea este libro de nuevo ahora y trate de aplicar los principios y conocimientos adquiridos en su viaje.
   Conozca sus factores desencadenantes.

Escriba una lista honesta de sus factores desencadenantes y sepa que cuando alguno de estos está presente, no puede confiar en sí mismo.

. . .

Desarrollar alternativas.

Una vez que sepa 1) dónde y cuándo es vulnerable (sus factores desencadenantes), y 2) qué está haciendo este hábito por usted (la recompensa), entonces puede desarrollar alternativas para que la mente no lo lleve de regreso allí.

Estas alternativas deben estar fácilmente disponibles cuando se experimenta un desencadenante. No sirve de nada decidir que darás un paseo por la playa para eliminar el estrés, en lugar de usar pornografía, si vives a una hora en coche de la playa. Las alternativas deben estar a mano y de fácil acceso; como el porno.

Escriba una lista de las posibles alternativas a las que puede acudir para satisfacer la necesidad.

Haz lo práctico.

Restrinja su acceso a Internet. Utilice un paquete de software o proveedores de Internet que bloqueen sitios poco fiables y luego informe a otros si accede a ellos desde su PC. Bloquea tus computadoras para desbloquear tu libertad. Lo mismo ocurre con su teléfono inteligente.

. . .

Cambie sus hábitos, los que lo ven sentado solo en su computadora cuando es vulnerable. Cambie su escritorio en el trabajo si es necesario para que otros siempre puedan ver su pantalla.

Coloque su PC en un área pública de la casa.

Tenga esas actividades alternativas fácilmente a la mano.

Encuentre un socio responsable.

Encuentra a alguien con quien seas completamente honesto y alguien que te ayude a superar la tentación.

Recuerde que los socios de responsabilidad son tan buenos como su honestidad.

Esté preparado para la decepción de volver a caer en los viejos patrones a medida que los nuevos se vuelven más fuertes. El hecho de que falle no lo convierte en un fracaso, ni significa que no esté progresando. Diagnostique las "caídas", aprenda de ellas y agregue su aprendizaje al arsenal de conocimientos, ideas y estrategias que necesita para derrotar a este gigante.

Los beneficios de quedarse en el celibato

En el extremo opuesto del espectro de la adicción a la pornografía, la masturbación o el sexo, existe la opción del celibato para aquellos que no están en una relación comprometida. Llevar una vida célibe, incluida una vida en la que no hay masturbación, puede parecer difícil para algunos, pero es posible. Aún mejor, descubrirás que puedes obtener buenos beneficios cuando eres célibe.

En este capítulo, examinaremos algunas de las mejores razones para que al menos pruebes el celibato por un tiempo. Puede terminar gustándole la forma en que se siente.

Riesgos más bajos

Uno de los mayores beneficios del celibato es que prácticamente no hay riesgo de contraer una enfermedad de transmisión sexual ya que, bueno, no estás teniendo relaciones sexuales. Tampoco hay riesgo de embarazar a una mujer.

Es posible que esté pensando que, dado que siempre tiene cuidado, no tiene que preocuparse por estos asuntos. Sin embargo, todo el mundo sabe que los condones no son

100% efectivos todo el tiempo. Siempre existe un riesgo cuando se trata de sexo. El celibato niega este tipo de riesgos por completo.

Conozca a su pareja

Cuando permanezca célibe por un tiempo, incluso cuando tenga una pareja con la que haya sido sexualmente activo antes o una con la que esté considerando tener una relación sexual ahora, llegará a conocerla mejor.

Piensa en la cantidad de tiempo y la preocupación que pasas pensando en el sexo cuando estás con alguien. Para muchos, esto se convierte en el foco del tiempo que pasan juntos, y eso no siempre es bueno cuando intentas desarrollar una relación real.

Cuando se ha comprometido con el celibato durante un mes o dos, puede encontrar nuevas formas de conectarse con su pareja. Llegará a conocerlos a un nivel más personal que solo a un nivel físico. Esto puede fortalecer su vínculo entre ustedes y, en última instancia, hacer que su relación sea mucho más fuerte.

Conozca la diferencia entre atracción física y emocional

. . .

En la misma línea, el celibato permite aprender, o reaprender en el caso de los adictos, la diferencia entre sentirse atraído por alguien físicamente y tener una atracción emocional.

Uno de los más grandes y oscuros problemas con la pornografía son cómo cambia la forma en que muchos hombres piensan sobre las mujeres. Ven a las mujeres solo como objetos de deseo sexual y solo útiles para la satisfacción de las necesidades básicas de un hombre.

Los hombres a menudo dejan de ver a las mujeres como personas reales cuando ven videos. Este proceso de pensamiento puede luego deslizarse en su mundo real hasta el punto en que dejen de ver a las mujeres que conocen como personas. Las consecuencias pueden ser horribles.

El celibato tiene el potencial de ayudar a realinear y reentrenar el cerebro. Esto es esencial para vivir en el mundo y tener una relación sana y sólida.

Enfoque mental mejorado

Como mencionamos, cuando pasa tanto tiempo mirando pornografía, masturbándose y pensando en estas actividades, se necesita mucha energía. También requiere mucho de su enfoque, al igual que el sexo. Pensar en la liberación sexual todo el tiempo a menudo inhibe la lógica y el pensamiento claro.

Aquellos que son célibes a menudo informan que han mejorado el enfoque y la claridad mental. Podría permitirle Adalberto mejores decisiones cuando no esté dividiendo su enfoque con pensamientos de sexo o masturbación.

Para la mayoría de las personas, solo Adalberto un par de meses llegar al punto en el que pueda ver las cosas de manera más lógica. También ayuda a realinear la química cerebral, los niveles hormonales y las emociones.

Más tiempo libre

Ya sea que se trate de tener sexo con una pareja o masturbarse, su mente y su vida tienden a estar preocupadas. El celibato no solo traerá más claridad mental como se mencionó anteriormente, sino que también puede brindarle más tiempo en el día.

Puede usar este tiempo para concentrarse en proyectos personales, trabajo, pasatiempos, visitar amigos y familiares, caminar, hacer ejercicio y más.

. . .

Tómate un momento para pensar en la cantidad de tiempo que pasas mirando pornografía o masturbándote, así como el tiempo que pasas pensando en sexo o teniendo sexo cada semana. ¿Cuántas horas más podría sacar de esa semana? ¿Qué podrías lograr con todo ese tiempo que es añadido de nuevo a tu vida?

Aumento de la autoestima

La masturbación y la pornografía pueden hacer que muchas personas tengan baja autoestima. Esto a menudo se debe a su vergüenza y a no tener el control de su propia mente y cuerpo. Incluso el sexo con una pareja a veces puede causar problemas de autoestima.

Sin embargo, el celibato a menudo puede proporcionar un mayor sentimiento de autoestima y estima. Te sentirás más en control sobre quién eres y podrás empezar a conocerte a ti mismo a un nivel mejor y más profundo.

No estarás pensando constantemente en el sexo y la masturbación, por lo que puede sentirse más conectado con lo que realmente eres y lo que quieres de la vida. Aprenderá a ver y apreciar todas las cosas buenas que tiene y que puede ofrecer en esta vida.

. . .

Aumente el gozo cuando vuelva a tener relaciones sexuales

Mucha gente no quiere pasar toda su vida siendo célibe.

Algunos lo hacen. En última instancia, depende de usted y de lo que quiere y necesita en la vida. Para aquellos que son célibes durante un cierto período temporal, es posible que descubra que puede mejorar su disfrute del acto sexual con alguien a quien ama.

Esto tiene sentido cuando piensas en eso. Cuando puede tener una liberación sexual cuando lo desee, puede disminuir la especialidad y el disfrute con el tiempo. Sería como comer postre en cada comida. Claro, puede ser satisfactorio durante uno o dos días, pero ya no es especial. Sin embargo, si no ha comido pastel en meses, será genial cuando finalmente tenga una rebanada.

Hay un cliché de que la ausencia hace crecer el cariño. En situaciones como esta, sin embargo, puede ser bastante cierto.

Prueba el celibato

. . .

Estos son solo algunos de los beneficios de ser célibe. No tienes que ser célibe para siempre, y no es necesario estar atado a la religión. Solo le toma algo de tiempo concentrarse en hacer cambios y mejoras en su vida y su salud mental.

Si quieres probar el celibato, tómalo día a día. Para mucha gente, no será fácil.

Determina un período de tiempo en el que quieras abstenerte de cualquier tipo de actividad sexual, como 30 días o seis meses. Haga todo lo posible por "permanecer en el vagón", por así decirlo, y evaluar cómo se siente con el paso de los días, más o menos. Comenzarás a notar los beneficios.

Obtener ayuda y superar la adicción

Conocer los peligros de la pornografía y la adicción a la masturbación, y conocer los peligros que representan estas adicciones, es solo el comienzo. Quiere hacer cambios en su vida y eso significa que debe Adalberto los pasos correctos para superar estas adicciones.

No vamos a mentir. Al igual que con cualquier adicción, no es fácil para todos superar este problema, y es algo en lo que tendrás que trabajar en contra de cada día de tu vida en el futuro. Sin embargo, podemos brindarle los pasos más importantes a seguir y orientación sobre cómo vencer estas adicciones.

Admita que tiene un problema

Como dijimos antes, solo puede solucionar un problema una vez que admite que tiene un problema. No importa lo que otra persona pueda decirle con respecto a su problema, no hará nada al respecto hasta que comprenda que hay algo que debe solucionarse. Siempre es el primer paso, como cualquier otra adicción.

Reconoce que lo que está haciendo está mal

Una vez que admita que tiene un problema, será más fácil dar el siguiente paso. Sin embargo, si no está listo para admitir que tiene un problema, es posible que no se dé cuenta de que lo que está haciendo está mal.

Aquellos que son adictos a algo y que se involucran en comportamientos compulsivos a menudo tratan de encontrar formas de justificar lo que están haciendo.

. . .

Dicen que no están haciendo daño a nadie, por lo que deben dejarlos solos para hacer lo que les plazca.

A menudo, esto se debe a que es posible que estos adictos aún no hayan pensado en las formas en que sus acciones están dañando a los demás. Piense en cómo sus amigos y familiares se pueden sentir cuando no te ven, o cuando tu esposa ve que estás gastando el dinero de la familia en pornografía.

No culpe a los demás

Muchos adictos buscarán lugares a los que echar la culpa en lugar de culparse a sí mismos, donde corresponde.

Podrían decir que la falta de afecto de alguien les hizo recurrir al porno y la masturbación. Tal vez alguien diga que encontraron una revista pornográfica cuando eran adolescentes en la habitación de su padre, por lo que es culpa de sus padres que él esté haciendo esto.

Independientemente de a quién culpen, simplemente no quieren asumir la responsabilidad. Al final, ellos fueron los que Adalberto con malas decisiones que los llevaron a donde están. Solo cuando lo admita, al igual que admitir que hay un problema en primer lugar, podrá recuperarse.

Hágase responsable ante alguien

Cuando intenta recuperarse, existe la tentación de hacerlo por su cuenta, a menudo porque se siente avergonzado. Sin embargo, esto hace que el proceso sea mucho más difícil. En cambio, querrá encontrar a alguien ante quien sea responsable de sus acciones.

En última instancia, la persona que elija dependerá de usted. Por supuesto, deberá hablar con ellos para asegurarse de que estén dispuestos a ser esta persona en su vida y en su camino hacia la recuperación.

Algunas de las personas que quizás desee considerar incluyen:
- Cónyuge / pareja
- Un pastor, amigo de confianza y sin prejuicios, u otra figura religiosa que conozca
- Terapeuta

Cuando elija a ese alguien, asegúrate de que sea alguien con quien serás honesto, incluso si vuelves a caer en tus viejos hábitos. Esta persona está ahí para hacerte responsable, y eso significa que debes ser honesto con ella.

. . .

Date cuenta de que se trata de algo más que fuerza de voluntad

Descubrirás que la fuerza de voluntad puede hacer mucho por ti. Sin embargo, no es todo lo que necesita.

Alguien puede tener toda la voluntad del mundo para volar, pero no le van a brotar alas de repente. El hecho de que finalmente hayas decidido que quieres lidiar con tu adicción no significa que puedas usar tu fuerza de voluntad. Claro, algunas personas pueden ser lo suficientemente fuertes para hacer esto, pero la mayoría no lo es.

Somos humanos después de todo.

Por lo tanto, debes buscar otros medios que te ayuden a superar tu adicción. Una de las cosas que querrá hacer es buscar comportamientos de reemplazo.

Estos deben ser esfuerzos saludables, por supuesto. Como salir a caminar o hacer una caminata, hacer ejercicio o leer un capítulo de un libro.

. . .

Úselos como reemplazos para aquellos momentos en los que normalmente mirarías pornografía o te masturbarías.

Reemplazar los malos comportamientos por buenos puede convertirse en un hábito después de 30 días aproximadamente.

Manténgase alejado de la tentación

Esto es muy importante. Quieres pensar en las cosas que te impulsaron a mirar pornografía o masturbarte. Si tiene una colección de pornografía en su computadora o en su armario, deshágase de ella ahora. Quítelo para facilitar el acceso – este se ha ido. También debe considerar instalar un bloqueador de sitios web en su computadora y teléfono que restrinja el acceso a sitios de pornografía.

De esta manera, para ver pornografía, tendría que seguir pasos adicionales para acceder a ella. Debido a que lleva más tiempo, le da más tiempo para entrar en razón y detenerse.

Piense en cualquiera de las cosas que podrían tentarlo a adoptar sus viejas costumbres y haga todo lo posible para eliminarlas de su vida. No puedes cambiar todo lo que te rodea en el mundo que está fuera de tu control inmediato, por supuesto, y no deberías intentarlo. En su lugar, debe asumir la responsabilidad de usted mismo y de su acceso.

Busque la ayuda de un terapeuta

Superar cualquier tipo de adicción es factible, pero puede ser difícil. Puede hacer las cosas algo más fáciles para usted cuando tiene la guía de un profesional con el que puede hablar cada semana o cada mes. Un terapeuta conductual podría ser una gran adición a su plan de recuperación. Incluso puede ser la persona ante la que se responsabiliza.

Muchas personas temen la idea de la terapia al principio porque es algo nuevo y les preocupa revelar sus secretos.

Sin embargo, en un par de sesiones, se vuelve más fácil e incluso una experiencia bienvenida. Puede encontrar que usted terminar sintiéndose más cómodo hablando con ellos sobre sus problemas. No solo es un profesional médico, sino que puede estar seguro de que no lo juzgarán.

En algunos casos, es posible que también desee tener una sesión con su pareja allí, para que puedan comprender mejor por lo que está pasando.

. . .

Date cuenta de que lleva tiempo

La adicción no se crea en un solo día y no desaparecerá en un día. Se necesita tiempo para controlar la adicción y, para muchos, es un proceso diario. Comprenda que llevará algún tiempo y que puede haber algunos pasos en falso en el camino. Esto es algo que también tendrás que pensar en seguir adelante en tu vida. Siempre existe la posibilidad de un deslizamiento hacia atrás.

Sigue adelante

Es difícil controlar cualquier tipo de comportamiento compulsivo o adicción. Es muy posible que su primer intento no sea el único que tenga que hacer en su camino hacia la recuperación. Podría haber contratiempos y errores cometidos en el camino. Siempre que reconozcas esos errores y estés dispuesto a volver al camino correcto, podrás vencer a estos demonios.

Conclusión

La adicción da miedo, no importa a qué seas adicto. Puede sentirse como si estuviera solo y como si no tuviera un amigo en el mundo en el que pueda confiar. No sabes a dónde acudir ni qué hacer. Entendemos estos miedos que está sintiendo. Sin embargo, la guía del libro, incluidos los beneficios de hacer cambios en su vida y cómo puede obtener ayuda, debería brindarle un camino hacia una vida más feliz y saludable.

Un último consejo. Aunque puede ser vergonzoso admitir que tienes un problema con la pornografía y / o masturbándose, no estás solo. Innumerables personas en todo el mundo tienen problemas similares. Muchas de estas personas han superado sus adicciones y realmente creemos que usted también puede hacerlo.

Da el primer paso. Admita que tiene un problema y luego emprenda el camino hacia una vida mejor. Puedes hacerlo.

Conclusión

Gracias nuevamente por leer este libro.

Espero que este libro haya podido ayudarlo a comenzar su viaje hacia la comprensión y la conquista de su adicción a la pornografía. El siguiente paso es seguir poniendo en práctica las nuevas herramientas y estrategias que ha aprendido.

www.ingramcontent.com/pod-product-compliance
Lightning Source LLC
LaVergne TN
LVHW021717060526
838200LV00050B/2711